SEGUNDA CHANCE
A VIDA DEPOIS DA DOENÇA

DR. FERNANDO LUCCHESE

SEGUNDA CHANCE
A VIDA DEPOIS DA DOENÇA

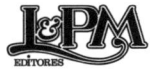

Texto de acordo com a nova ortografia.

Capa: Ivan Pinheiro Machado. *Ilustração*: iStock
Foto do autor: divulgação
Preparação: Jó Saldanha
Revisão: Mariana Donner da Costa

CIP-Brasil. Catalogação na publicação
Sindicato Nacional dos Editores de Livros, RJ.

L967a

Lucchese, Fernando, 1947-
    Segunda chance: a vida depois da doença / Fernando Lucchese. –
1. ed. – Porto Alegre [RS]: L&PM, 2019.
    144 p. ; 21 cm.

    ISBN 978-85-254-3905-5

    1. Técnicas de autoajuda. 2. Pacientes - Psicologia. 3. Médico e paciente.
I. Título.

19-60164   CDD: 610.696
                          CDU: 614.253

Meri Gleice Rodrigues de Souza - Bibliotecária CRB-7/6439

© Fernando Lucchese, 2019

Todos os direitos desta edição reservados a L&PM Editores
Rua Comendador Coruja, 314, loja 9 – Floresta – 90.220-180
Porto Alegre – RS – Brasil / Fone: 51.3225.5777

PEDIDOS & DEPTO. COMERCIAL: vendas@lpm.com.br
FALE CONOSCO: info@lpm.com.br
www.lpm.com.br

Impresso no Brasil
Primavera de 2019

Não tenho medo da morte.
Tenho uma profunda pena de morrer.
Chico Anysio

Uma longa vida pode ser um martírio para alguns. Não para o Chico. Disse-me que a única coisa que faria diferente seria não fumar. Viveria a mesma vida, os mesmos casamentos sucessivos, teria os mesmos filhos numerosos. Mas não fumaria, pois isso terminou por lhe tirar o prazer da vida. E encurtá-la.

Sumário

O que este livro fará por você?...................9

A DOENÇA
   Nunca é tempo de morrer........................15
   Existe alguém completamente saudável? 17
   O que uma doença pode fazer por você? 21
   A febre do ouro................................25
   Hipocondria, o medo de adoecer..................29
   A imprevisibilidade encurta a vida 33
   Cancele minha agenda. Estou doente!...................39
   Quando a doença atrapalha os planos e projetos....43
   As fases da doença..............................47
   Os médicos e a morte provável..................53
   A primeira notícia 57
   Doutor, o senhor garante?........................61
   Doença pode ser uma forma de fuga.....................63
   Câncer de próstata, a dúvida continua? 67
   O tabu da morte... 71
   Convivendo com o estigma da doença...............73

Quando a doença deixa marcas permanentes.......77
Doença, um castigo de Deus..................................81
A doença não percebida e suas consequências......85

A SEGUNDA CHANCE
O doente ideal..91
A fuga para a religião. Ou um abrigo?....................93
Os gatilhos da mudança 95
Estilo de vida – o melhor caminho para a
segunda chance..99
Doenças transformadoras......................................103
Uma doença grave não melhora um
casamento em crise...107
Uma reação surpreendente....................................111
Com o olho no olho da morte...............................115
Isidoro e a segunda chance 119
Os idosos também podem ter uma segunda
chance..121
Velhice é doença? 127
Joana e seus infortúnios..131
As crianças sempre usam a segunda chance........135

SOBRE O AUTOR...139

O que este livro fará por você?

Se você já esteve doente a resposta é clara: este livro fará você corrigir erros passados e abrirá caminhos para uma segunda chance de vida saudável e feliz.

Se nunca esteve doente, este livro o ajudará a corrigir erros atuais para que no futuro não provoquem mudanças em sua saúde.

Mas em qualquer situação pretendo fazer você acreditar que sempre haverá uma segunda chance para viver de forma saudável e por mais tempo.

Ele se baseia em minhas experiências como médico em quase cinquenta anos de atividade. Aprendi muito com os pacientes que conheci e tratei ao longo da vida. Aprendi como se comportam na saúde e na doença e quais os riscos a que se submetem. Mas, principalmente, aprendi que sempre há uma segunda chance. Basta decidir explorar suas possibilidades.

SEGUNDA CHANCE
A VIDA DEPOIS DA DOENÇA

A doença

Nunca é tempo de morrer

Não somos eternos. A nossa vida média vem aumentando, porém ainda aponta para o meio da década dos setenta anos. Os seres humanos vêm aumentando a longevidade a duras penas. Até agora o conhecimento sobre saúde e prevenção tem sido apenas parte da equação. Estamos aprendendo lentamente a viver mais. Aqui no Brasil vem ocorrendo um fato surpreendente. Estamos ganhando um ano de vida a cada três. Mas não comemorem ainda. Isso pode durar pouco tempo. A pirâmide demográfica brasileira está tomando rapidamente a forma de uma coluna, imitando, ainda de longe, o que já é a realidade na Europa. O fato de termos progressivamente menos jovens e mais idosos inverte a pirâmide e sobrecarrega o Estado, porque velho adoece mais, onera a previdência por mais longos anos e tem mais consciência de seus direitos. Por isso podemos dizer que o aumento da longevidade é indiscutivelmente uma faca de dois gumes. Mesmo assim, nós, seres humanos, temos lutado por prolongar nossa vida. A alternativa de morrer cedo não atrai ninguém. É preferível enfrentar as vicissitudes da velhice. Não somente as questões previdenciárias, mas, principalmente, as dores, as limitações dos movimentos, os esquecimentos inevitáveis e progressivos. Bendita longevidade que nos permite envelhecer.

A atriz Jane Fonda é um exemplo de longevidade saudável. Já passados os oitenta anos, continua com aquele ar juvenil de Barbarella. Ela nos ensina a fórmula. Segundo Jane, a velhice tem que ser considerada o *terceiro ato*, usando o exemplo do teatro. O terceiro e último ato em qualquer peça de teatro é o mais importante, mais revelador, uma verdadeira apoteose. Pois Jane diz claramente que a velhice é o terceiro ato, em que consumamos todas as realizações e conquistas dos atos anteriores. E ela recomenda: "O terceiro ato exige mais ensaios, maior preparação, porque é de longe o mais importante". Mesmo ao executarmos os dois atos anteriores devemos preparar com ardor e cuidado o *gran finale*. O terceiro ato. Quem compreende bem esta verdade prepara-se para viver longamente, nunca para morrer. Por isso, nunca é tempo de morrer.

Existe alguém completamente saudável?

Faça o teste. Se você tiver mais do que quarenta anos, na próxima reunião social pergunte aos seus amigos se algum deles é completamente saudável. Você ouvirá respostas variadas como "tenho colesterol elevado", "minha pressão é alta", "tenho dores na coluna" etc. etc.

Este é o dilema da vida humana nos dias atuais. Sabe-se mais sobre a doença e por isso há mais diagnósticos do que no passado. É óbvio que muitos destes achados não são caracterizados como doenças, mas apenas desvios da normalidade. Antes dos quarenta anos, os indivíduos são considerados mais normais talvez porque tenham feito até aí poucos exames, e as anormalidades não foram detectadas ainda. O corpo humano definitivamente não é um relógio suíço, sem nenhuma falha, nenhuma alteração de funcionamento. Já desde jovens algumas manifestações passam a surgir: obesidade, intolerância à lactose, por exemplo. Porém estes desvios não afetam o todo. Para caracterizá-los como doença é necessário que sejam intensos e duradouros. Quem teve uma elevação da pressão arterial por ter ingerido mais sal não pode ser considerado hipertenso se daí por diante a pressão se normalizar.

Isso nos remete à informação de que em certas zonas do mundo existem pessoas mais saudáveis por mais tempo. São as chamadas "zonas azuis" – regiões com maior população de centenários. Nessas zonas, hoje bem identificadas, os desvios do normal e as doenças têm outro comportamento. Primeiro, os indivíduos são em geral mais saudáveis. Em segundo lugar, não costumam desenvolver doenças duradouras. O usual é sobrevir a morte após uma curta doença com a idade ao redor dos cem anos. Esse fato é muito incomum no Ocidente, principalmente nas grandes cidades. Aqui aumentamos nossa média de vida às custas do tratamento de alguma doença durante 10% da vida. Morremos aqui muito doentes. Nas zonas azuis, as pessoas morrem saudáveis. Pelo menos até algumas semanas antes.

O dilema da saúde é saber o que há de errado conosco e o que há de correto na vida desses indivíduos longevos das zonas azuis. A resposta é razoavelmente simples e lógica: estilo de vida. Esse é o único segredo preservado nas zonas azuis a ser aprendido por todos nós habitantes das sociedades urbanizadas do planeta. Mas o que é estilo de vida? Falaremos disso mais adiante.

O que uma doença pode fazer por você?

Não existe experiência inútil, sempre se aprende algo. E quanto mais dolorosa for, mais se aprende. Essa é a regra. Porém, a capacidade de transformar o limão em limonada é absolutamente individual. Há os que permanecem o resto da vida com o gosto amargo do limão. Há os que adicionam o açúcar da vida diária, tornando a sua experiência uma limonada deliciosa. A doença, seja ela qual for, sempre é uma experiência marcante. Somos tatuados por ela. Eu não me esqueço da semana que passei doente no mundo maravilhoso e afrodisíaco de Punta Cana, República Dominicana. O máximo que aproveitei foi a paisagem da praia de areias brancas a perder de vista, espreitada da minha janela entre tosses e espirros. Quero voltar para lá para ter uma segunda impressão e uma segunda chance de absorver aquela beleza.

Toda doença marca, mas, é claro, as mais graves deixam sulcos mais profundos. Não sei se estaremos um dia preparados para alguma doença. Ninguém está. É sempre uma surpresa desagradável. Por exemplo, você pode ter cálculos renais identificados por ecografia abdominal em seu último check-up, mas será sempre uma surpresa negativa a dor causada pela passagem de um deles. Não importa onde esteja, nunca será uma surpresa bem-vinda, apesar de saber que os cálculos estavam lá e podiam deslocar-se algum dia. E mesmo tendo a experiência de crises anteriores, raramente levamos conosco analgésicos potentes, apesar de já conhecermos a dor considerada a mais intensa do ser humano, até comparada às dores do parto. Sempre achamos que não acontecerá de novo. É muito difícil aprendermos a nos antecipar.

Portanto, a primeira verdade que aprendemos com a doença é que somos vulneráveis e que, subitamente, o curso de nossa história pode mudar. A segunda verdade é muito mais simples. Nunca achamos que nos acontecerá e por isso não nos prevenimos. A dificuldade do ser humano com a prevenção é histórica. A simples observação do cenário atual da saúde mostra claramente que diagnosticar e tratar doenças é um bom negócio. A quantidade de clínicas e hospitais privados o demonstra.

Prevenção ainda não se tornou um bom negócio em saúde, ainda há muito que aprender. A grande epidemia do cólera nos anos 1990 foi debelada fervendo a água dos alimentos. Mas foi difícil criar a cultura da água fervida nas regiões assoladas pela epidemia. Mais recentemente, a prevenção de doenças como a dengue e a febre chicungunha tem esbarrado na proliferação do mosquito por parte da população que se nega a limpar suas propriedades dos criadouros em águas paradas. Nunca esquecendo que Oswaldo Cruz, no início do século XX, teve que usar a força policial para entrar nas casas e prevenir a expansão da varíola.

Nós, seres humanos, somos surpreendentes. Somos dotados de inteligência, que nos permite compreender a relação entre o mosquito e a doença, mas nos negamos a interromper este ciclo. Ainda temos em nosso DNA reações primitivas das cavernas que nos fazem considerar inimigos perigosos somente o que podemos visualizar a olho nu. Bactérias e vírus estão fora de nosso alcance visual e simplesmente os desconhecemos. E o nosso instinto de defesa que nos faz fugir de tigres e cobras não registra esses microrganismos como inimigos ferozes e até fatais.

E o que dizer da onda recente de antivacinação? Desde o final do século XIX aprendemos com Pasteur a importância das vacinas. Mas há pessoas que conseguem desconhecer os fatos.

A terceira verdade que aprendemos com a doença é que nossa memória é fugaz. Sabemos que foram o fumo, o sedentarismo, a obesidade que nos levaram ao infarto. Mas rapidamente esquecemos aquele terrível episódio, o período de UTI e de hospitalização, e meses depois fumo, sedentarismo e obesidade continuam sendo nossos problemas.

Em resumo, o que a doença pode fazer por você?

1. Demonstrar que você é vulnerável.
2. Demonstrar que você, apesar de tudo, não está convencido e comprometido com a prevenção. Simplesmente, não é sua prioridade.
3. Demonstrar que sua memória é fugaz, pois você esquecerá rapidamente o que o levou a adoecer. E repetirá os mesmos erros.

A febre do ouro

Quando Hernan Cortez invadiu o México em 1519, surpreendeu os astecas pela avidez pelo ouro. Os nativos não o valorizavam tanto quanto os tecidos que já produziam. A obsessão espanhola pelo ouro parecia inexplicável. Ao ser questionado, Cortez produziu o que considero a mais profunda reflexão sobre a riqueza. "É porque eu e meus companheiros sofremos de uma doença do coração que só pode ser curada com ouro."

Essa doença hoje é bem conhecida. Na realidade ela não é exclusiva do coração, é antes de tudo um espectro de doenças. O stress na busca da riqueza provoca infarto, AVC e câncer, causas de 75% de nossas mortes. A busca do ouro ou, genericamente, a busca da riqueza é um poderoso mecanismo de ansiedade e insatisfação. No passado falava-se em febre do ouro, que ocorria quando o metal era descoberto em algum lugar e os aventureiros se jogavam em sua busca como uma verdadeira febre sem controle.

Observando as imagens gravadas na Bolsa de Nova York (ou em qualquer outra), é fácil detectar o sintoma da febre do ouro: ansiedade coletiva no último grau. Hoje o pregão eletrônico modificou a atitude agressiva dos corretores, mas não reduziu o stress. Não é por acaso que, na década passada, pelo menos um operador da Bolsa de Nova York morria por ano durante o pregão. (Estatística fornecida pela emergência mais próxima, do Bellevue Hospital, responsável pelos atendimentos.)

A febre do ouro é difícil de curar. Existe uma tendência pessoal a desenvolver essa doença. Quem tem muito busca, incessantemente, multiplicar o que tem, talvez pelo medo de perder tudo. Mas mesmo aos mais despojados, que lutam pela sobrevivência, essa doença atinge pela falta, pela busca frustrante e infrutífera. Trata-se, portanto, de uma doença incurável que causa danos pelo excesso e pela falta do ouro. Os sintomas se atenuam, mas não desaparecem, naqueles que têm a compreensão de que ser rico é estar feliz com o que se tem, mesmo que seja pouco.

Além disso, existe o "fator inveja". Se meu vizinho tem mais do que eu, a comparação constante me faz sofrer. Inveja do poder aquisitivo dos outros é mais uma doença causada pelo ouro. Imaginem a situação em que meu vizinho tem um resplandecente BMW em sua garagem. E eu sou o infeliz proprietário de um carro de segunda mão, velho, pequeno e desconfortável. Todos os dias ao sair para o trabalho fico espreitando a garagem do meu vizinho, invejando seu carro. Sou trabalhador dedicado e tenho claramente um objetivo. Comprar algum dia um daqueles carros. Todos me consideram um sujeito sério e trabalhador, mas eu não passo de um invejoso em busca de um carro novo. Um dia consigo comprar meu sonho, ainda mais novo que o do meu vizinho. Sorrindo de satisfação, ao sair de casa olho para a garagem dele. E ele comprou uma Ferrari! E minha batalha continua.

Esta é uma variante moderna da febre do ouro de Cortez, igualmente geradora de doenças. Por isso é recomendável sempre estabelecer comparações com pessoas menos bem-sucedidas do que nós. Aí a febre do ouro é atenuada. Mas não curada.

Em resumo, Cortez estava certo. Esta é uma doença que dificilmente pode ser curada sem ouro.

Hipocondria, o medo de adoecer

Assim como há os que não ouvem os apelos do próprio corpo, há outro grupo, atualmente bem frequentado, que ouve demais. São os hipocondríacos. Vivem em função da doença, imaginam que ela o esteja continuamente espreitando para atacá-lo a qualquer momento. Uma mudança climática é o prenúncio de uma pneumonia. Uma dor torácica banal é um enorme infarto em evolução. Surpreendentemente, os hipocondríacos parecem viver mais porque se previnem ou se antecipam às doenças. Mas têm uma vida infernal. Vivem em função de um novo sintoma, de um novo remédio, da perspectiva iminente de submeter-se a uma cirurgia. Hipocondríacos são essencialmente desconfiados, custam a acreditar em seu médico, principalmente quando ele não confirma suas suspeitas. Hipocondríacos costumam ler e acreditar em tudo o que lhes cai na mão sobre saúde. E têm uma capacidade incrível de aceitar como verdadeiro o que ainda é controverso ou que não tem confirmação científica. Na guerra das estatinas para tratamento do colesterol elevado, surgem todo o dia informações incorretas para dinamitar os concorrentes. Para definir a supremacia de uma estatina sobre as outras, extensos e caros estudos randomizados são necessários. Mas os hipocondríacos preferem acreditar em uma matéria de quinze linhas no desconhecido e nada importante jornal semanal do bairro que vem confirmar todas as suas suspeitas sobre riscos e benefícios de uma droga. Como na guerra das cervejas, a disputa entre fabricantes de medicamentos inclui a veiculação de algumas meias-verdades sobre o concorrente. Pois o hipocondríaco tem um faro especial para inverdades. Na próxima consulta apressa-se em dizer para o médico que a droga que ele receitou está carregada de problemas. Geralmente, invoca um artigo obscuro publicado em um jornal de segunda linha. Se o médico for pouco experiente, logo suspende o que poderia ser o medicamento mais adequado.

Definitivamente, os hipocondríacos são indivíduos estranhos. Um deles confessou-me que periodicamente ia à farmácia de um amigo "em busca de alguma novidade". O farmacêutico me confirmou.

A criatividade do hipocondríaco é exuberante. Um conhecido, representante desse grupo bizarro, disse-me um dia que a aspirina provocara o câncer cerebral de sua cunhada. Com curiosidade pedi detalhes. Disse-me então que ela tomara aspirina por semanas devido a fortes dores de cabeça e o neurologista terminou diagnosticando tumor cerebral. Fiquei aturdido. Com cautela, lhe perguntei se as dores já não estariam prenunciando o câncer e a aspirina só havia aliviado temporariamente o desconforto. Ficou absorto por alguns segundos e depois saiu com esta pérola: "Tens razão. Não foi a aspirina. Deve ter sido o anticoncepcional que ela tomou durante anos". Simples assim. Mudou o diagnóstico e considerou-se feliz. Imagino, no entanto, o estrago que causou em sua cunhada ao comunicar-lhe sua descoberta. "Foi o anticoncepcional!" Mas muitas vezes os hipocondríacos são sérios e razoáveis e ajudam o médico com seu interesse em temas de saúde. Pesquisam, sugerem e pedem licença para usar novos medicamentos. O problema existe quando se automedicam e decidem seus próprios tratamentos. Às vezes estão tão convencidos de seu diagnóstico que os levam para o túmulo. É o que indica o epitáfio de um hipocondríaco sugerido pelo humorista Carlos Nobre: "Eu não disse?".

A imprevisibilidade encurta a vida

A IMPREVISIBILIDADE tem sido o grande inimigo do ser humano. Prever o futuro é o grande desafio. Os economistas usam projeções, a experiência prévia, as séries históricas etc. Os governos usam as estatísticas e as tendências de crescimento populacional para planejar suas ações. Ou ao menos deveriam usar. Os médicos só podem usar a prevenção para planejar o futuro. Prevenção é um potente mecanismo para antecipar o futuro. Uma excelente bola de cristal. Imaginem a vida do sr. X. Sabia desde criança que sua família era propensa ao câncer de cólon. A mãe, uma tia e um irmão tiveram a doença. O sr. X poderia antecipar-se, planejar o futuro, com uma colonoscopia a cada três ou quatro anos. Mas decidiu ignorar. "Não acontecerá comigo." Essa frase foi responsável por mais mortes do que muitas guerras. Realmente aconteceu com ele, e foi muito tarde para remediar. A imprevisibilidade nem sempre é absoluta. O sr. X tinha todas as condições de prever o seu possível futuro. Preferiu ignorar.

Existe também a surdez aos gritos do corpo. Milhares de pessoas, como o sr. X, têm a oportunidade de se antecipar à doença. Seu corpo grita informações constantemente, mas a surdez a esses apelos grita mais alto. Infelizmente, poucos sabem das bases genéticas de suas famílias. Geralmente sabem de que morreu o pai ou a mãe, mas desconhecem a doença que vitimou os avós. E dos bisavós muitas vezes nem o nome sabem. O padrão genético familiar pode ser um bom indicador do futuro.

Na medicina, como em todas as áreas, é importante prever o futuro e suas doenças. Exatamente como os economistas, os médicos também usam a estatística para se antecipar às doenças. Existem hoje dados preciosos sobre o comportamento das doenças, como se formam, como se manifestam e como são curadas. A prevenção é baseada nesses dados. Fica fácil decidir quem terá infarto. O fumante, obeso e sedentário ou o que não fuma, é magro e se exercita?

As técnicas de prevenção são muito antigas. Desde meados do século XX os estudos se multiplicaram. Dois deles merecem ser mencionados, pois mudaram a forma de prevenir doenças cardíacas. O primeiro estudo foi realizado na Europa na década de 1950 por um pesquisador da Universidade de Minnesota chamado Ancel Keys. O dr. Keys serviu ao exército americano sediado em Nápoles durante a Segunda Guerra Mundial e observou que naquela região muito mais os ricos morriam de infarto do que os pobres. Após a guerra, muniu-se de recursos do governo americano e retornou à região realizando o "Estudo dos sete países", em que se comparava a alimentação e a incidência de doença cardíaca em quatro países do norte da Europa com três do Mediterrâneo. Foi daí que se originou o conhecimento sobre os riscos do colesterol elevado e sua relação com a alimentação rica em gorduras saturadas. O dr. Keys foi, portanto, o introdutor do colesterol como vilão e causador de infarto e AVC.

O outro trabalho foi o Estudo de Framingham, realizado em uma pequena cidade próxima a Boston. Todos os cidadãos foram cadastrados e "tombados", significando que todas as ocorrências em suas vidas deviam ser comunicadas à coordenação do Estudo. O acompanhamento se estendeu por mais de cinquenta anos, revelando o que hoje chamamos de "fatores de risco" para infarto e AVC. São eles: hipertensão, diabetes, fumo, sedentarismo, antecedentes familiares, obesidade e colesterol elevado. Aprendemos muito em Framingham.

Portanto, economistas e médicos usam fartamente a estatística para reduzir a condição de imprevisibilidade da vida. Mas, apesar de tudo, nosso futuro continua muito imprevisível. Por isso, nada substitui a atenção e o conhecimento. Os espertos definitivamente vivem mais. Antecipar-se à doença é ser esperto.

A antecipação à doença é o mais forte mecanismo de cura. Diagnóstico precoce nas doenças cardiovasculares, nos tumores ou nos acidentes cerebrais garante o maior número de sucessos dos tratamentos. Lembro sempre do câncer de pele de Gustavo. Era um diminuto melanoma, o mais fatal dos tumores de pele. Localizado nas costas, onde Gustavo não alcançava o olhar. Mas Elisabete, sua esposa, sempre atenta, desconfiou da mudança de um diminuto sinal marrom para a coloração de um preto intenso. E marcou com o dermatologista. Salvou seu marido. Não havia sinais do tumor nos nódulos linfáticos nas axilas e virilhas. A lesão era superficial, com profundidade mínima e sem ulcerações, o que caracteriza um bom prognóstico, apesar do local em que apareceu. Lesões deste tipo são mais perigosas quando atingem o tronco e mais benignas ao aparecerem em braços ou pernas. Apesar da ferocidade da doença, e devido à precocidade do diagnóstico, Gustavo foi considerado curado após o tratamento e a remoção do tumor. Obviamente continua fazendo revisões anuais com um dermatologista e com um oncologista.

Mas para viver muito também é preciso sorte. Não esqueço o que aconteceu com o Padre X. Era um indivíduo aparentemente saudável, considerado forte pelos seus colegas. Não surpreendeu que tivesse aceitado imediatamente o convite para fazer trilha em uma ilha montanhosa. Padre X sabia há anos que em seu coração havia uma válvula com uma alteração congênita, ou seja, nascera com ela. Era uma válvula aórtica bicúspide. A válvula aórtica situa-se na saída do coração e abre--se quando o ventrículo esquerdo contrai mandando sangue para todo o corpo. Normalmente, esse tipo de válvula é constituído por três folhetos em forma de concha, que se fecham ao final da contração cardíaca, não permitindo refluir sangue para dentro do coração. Em torno de 2% da população nasce com dois folhetos apenas, daí o nome "válvula aórtica bicúspide". O problema é que estas válvulas não recebem fluxo normal e podem terminar se enrijecendo e calcificando ao longo da vida, limitando sua abertura. Em situações mais graves, o fluxo sanguíneo encontra-se extremamente reduzido, o que aumenta significativamente o risco de uma parada do coração durante um esforço maior. Pois o Padre X fez com seus amigos uma trilha montanhosa que exigia um esforço considerável. Sabia de sua válvula aórtica bicúspide, mas há muito não a examinava com ecocardiograma. Considerava-se forte e saudável, sem sintoma algum. Mas sua válvula vinha estreitando-se imperceptivelmente. Durante a trilha exaustiva, passaram por um casal de enfermeiros com quem conversaram rapidamente e seguiram em frente. Dez metros adiante

Padre X teve uma síncope, uma perda de consciência devida a uma parada do coração. Os enfermeiros, que os seguiam de perto, imediatamente fizeram manobras de reanimação e o salvaram. Padre X teve muita sorte. Certamente, Deus esperava mais dele nos próximos quarenta anos de vida. O fato é que sobreviveu. Dias depois eu o operei trocando a válvula obstruída por uma prótese. Essa válvula artificial vai dar ao padre uma longa vida. Estas próteses podem ser metálicas ou biológicas. Estas últimas imitam a válvula natural com três folhetos e são feitas de pericárdio bovino, que é a membrana que envolve o coração do boi. O pericárdio é tratado quimicamente e se transforma em um tecido inerte, semelhante a um plástico, e tem duração praticamente ilimitada.

Sorte, portanto, é um componente importante da longevidade. Mas confiar nela é quase uma irresponsabilidade. Se o Padre X tivesse feito exames regularmente, evitaria esforços e faria, planejadamente, a cirurgia que lhe devolveria sua condição de vida saudável, sem ter que contar com a sorte ou com a mão de Deus em uma trilha em um lugar inóspito.

Cancele minha agenda.
Estou doente!

É PRECISO UMA BOA dose de humildade para isso. Primeiro, reconhecer a doença. Depois, respeitá-la como intrusa poderosa, destruidora de agendas. Inesperada, imprevisível, a doença invade casas, escritórios, fábricas, mas principalmente cérebros. Reconhecê-la, respeitá-la é o primeiro passo para a cura. Trabalhar doente é um erro clássico de quem se acha forte e invulnerável. O preço é iniciar o tratamento com a doença em fase mais avançada e com menor facilidade de cura. Isso vale para qualquer doença. Quanto mais cedo tratarmos, mais rápido curamos. Com frequência a primeira pergunta para o médico é "quanto tempo ficarei longe do trabalho". A melhor resposta e talvez a única é "o tempo necessário". Claro que há doenças infecciosas que permitem prever o tempo de cura. Porém, sempre existe um grau de imprevisibilidade. Uma gripe ou resfriado comum duram em média, desde a incubação até a cura, uma semana. Mas se gerarem uma sinusite associada, deixam sequelas por semanas.

Existem indivíduos que consideram seus compromissos profissionais mais importantes do que sua saúde. Ocasionalmente um deles paga um alto preço por suas decisões. Para artistas com grandes bilheterias já vendidas é um grande transtorno o cancelamento de seus compromissos profissionais. O público custa a entender. Lembro de um show do Roberto Carlos que iniciou com o cantor visivelmente doente. Era gripe, rouquidão e certamente um mal-estar disfarçado por sorrisos e rosas jogadas ao público. O show foi interrompido três vezes por vários minutos enquanto Roberto se recuperava no camarim. No último retorno disse que o público não merecia que ele apresentasse um show mais curto e de menor qualidade do que os anteriores. E prometeu ir até o fim. Realmente conseguiu. E segundo sua assessoria foi o show em que foi mais aplaudido. Porém, se um dos fãs mais ferrenhos adoecer no dia do show é melhor que desista, inclusive para não espargir sua infecção respiratória aos demais espectadores.

Cancelamento de audiências judiciais sempre provoca alguma desconfiança no juiz ou na outra parte sobre a veracidade do atestado médico. Um dos meus pacientes, notório advogado que usava todo o tipo de expediente para prorrogar julgamentos, teve meu atestado contestado pelo juiz. Foi necessário que o hospital enviasse uma confirmação de que ele se encontrava internado na Unidade de Tratamento Intensivo.

Assim como há os que cancelam suas agendas com dificuldade por algum sintoma novo, há os que o fazem com a maior facilidade. Dois espirros e pronto! Suspenso o trabalho, mas mantido o tênis programado para horas mais tarde. Enfim, o cérebro humano é muito criativo. Para o hipocondríaco, dois espirros podem significar uma pneumonia a caminho.

Mas há também sintomas mais graves que custam a ser reconhecidos. Lídio era um atlético cidadão de cinquenta anos que se exercitava regularmente e mantinha peso e alimentação saudáveis. A perda progressiva de peso trouxe a convicção de que estava no caminho certo. Até a barriga saliente desaparecera. Dores abdominais ocasionais eram confundidas com a alimentação apimentada da noite anterior. Um dia, ao acordar, sua esposa achou-o mais amarelo, principalmente nos olhos. No escritório, outros o alertaram do mesmo fato. Lídio não se abalou. Completou sua agenda da manhã, cancelou o resto do dia, e foi à procura do diagnóstico: tumor de pâncreas. Todas as suas agendas foram canceladas daí em diante.

Este é o imponderável da vida. Não há nada que tivesse permitido a ele evitar a doença. Sorte é também um componente da longevidade.

Quando a doença atrapalha os planos e projetos

Uma doença inesperada pode atrapalhar planos pessoais, projetos de vida e atividades familiares. Qualquer doença, mesmo as mais simples e benignas, pode mudar subitamente a nossa vida. Quem não se lembra daquela gripe que provocou o cancelamento ou adiamento de uma viagem tão esperada... Ou a interrupção dos preparativos de uma festa... Sem dúvida, a doença atrapalha sempre. Às vezes súbita, outras nem tanto, a doença adia planos, desfaz projetos, cancela agendas. Ninguém fica feliz com isso, mas é inevitável. Alguns corajosos preferem seguir com suas atividades, agravando a situação por não fazerem repouso. E assim prolongam ainda mais a duração da doença.

Vamos separar as doenças em crônicas ou agudas. Como o nome já as identifica, as duas mudam o curso da vida de formas diferentes. Em situações agudas, a perturbação é obviamente maior e exige uma adaptação rápida à nova realidade. O lado bom das doenças agudas é que elas têm tempo de duração. O estrago na rotina da vida é temporário. Isso se tudo ficou solucionado sem deixar resíduos, ou sequelas, como nós, médicos, costumamos dizer. Mas as doenças agudas podem ter severidade e risco muito variáveis, que vão de uma gripe a uma cirurgia de ponte de safena. Porém, encontrando-se a solução, a vida volta à rotina anterior. O problema é maior quando o agudo se torna crônico. Uma infecção respiratória banal pode se tornar pneumonia com necessidade de internação. Uma simples gripe viral pode terminar gerando uma doença do músculo do coração. Por sorte isso ocorre raramente. O vírus que não tem núcleo e DNA para se multiplicar usa as células do músculo cardíaco e termina deixando uma sequela importante: uma piora da contração. É o coração dilatado que passa a funcionar mal por toda a vida, exigindo tratamento com remédios e às vezes até transplante do coração. Aliás, foi a partir dessa situação que se criou por comparação o vírus do computador, que também ataca de fora e deixa uma alteração no funcionamento de todo o sistema.

A doença crônica exige adaptação. Uma lesão em uma articulação pode exigir cuidados especiais e mudanças de hábito por toda a vida. Os que sofrem de intolerância a alimentos, lactose por exemplo, têm de se adaptar a novos métodos de alimentação. A doença crônica mais comumente castiga, mas raramente é fatal. A não ser que por alguma razão torne-se aguda novamente. É o caso de alguns tipos de câncer.

De qualquer forma, benigna ou não, simples ou não, a doença é sempre um estorvo. Atrapalha e destrói planos, desfaz agendas e compromissos, liquida com a rotina e estabelece novas atitudes. A sabedoria está em descobrir rapidamente a forma de adaptação. Pois, como já dizia Darwin, "só sobrevivem os que se adaptam".

As fases da doença

Cada doença tem suas peculiaridades, assim como cada paciente tem suas próprias formas de reagir a ela. Porém, pode-se estabelecer um padrão médio de comportamento comum a muitos pacientes. A gravidade da doença, a presença da dor e a sensibilidade do paciente exacerbam o comportamento e a forma de reagir em cada fase. Mas a sequência é mais ou menos a mesma.

Fase 1 – A surpresa
"Por que aconteceu logo comigo? Por que eu?" Esta é geralmente a primeira reação. Os pecados anteriormente cometidos contra a saúde são rapidamente esquecidos e todos se consideram inocentes. Nada fizeram para que a doença aparecesse. Esquecem completamente a falta de prevenção, a falta de cuidados, a surdez com os gritos e apelos do corpo.

Francisco, mais conhecido por Chico, era um paciente rebelde. Lembro que ao interná-lo na UTI e decidir que o melhor seria fazer uma cirurgia de revascularização do miocárdio, a afamada ponte de safena, a reação da família foi de incredulidade. "Não acreditamos que ele aceite se submeter a essa cirurgia. Nós não temos condições de lhe comunicar o que vai acontecer. Ele certamente vai fugir do hospital. É um rebelde. Até já fumou na UTI..." Fui falar com o Chico cheio de argumentos, planejando reavivar-lhe a memória de todo o seu passado autodestrutivo. O box da UTI cheirava a cigarro. Comecei devagar. "Chico, tua situação é delicada. Temos que te operar para afastar o alto risco que estás correndo." Chico interrompeu-me: "Doutor, eu pequei e tenho que pagar. É ponte de safena, não é? Quando vai ser a cirurgia?".

As reações individuais são surpreendentes. Certamente, Chico já esperava o que iria acontecer. Diferente, muito diferente de alguém que se considera saudável, caminha diariamente, alimenta-se adequadamente, mas é subitamente traído pela genética da família. Aí a pergunta inevitável aparece: "Por que aconteceu logo comigo?". Outro fato surpreendente é que, muito antes do aparecimento da doença, sinais inequívocos foram emitidos pelo corpo. Raramente não há dor torácica nos trinta dias que antecedem um infarto. Os espertos e cuidadosos a identificam e se antecipam. Os surdos fazem seu próprio diagnóstico: "Dei um mau jeito... Carreguei aquele pacote... Desci mal do carro... A dor foi muito rápida, não deve ser nada". Dores novas são muito importantes como sinais de alarme de uma nova doença. Principalmente se forem localizadas amplamente sobre o tórax. Mas os espertos reconhecem os sinais, e os surdos não os identificam. Às vezes o diagnóstico não é simples, e necessita certo conhecimento. Lembro de um amigo que repentinamente passou a ter dores nas raízes dos dentes. Foi ao dentista, que procurou em vão a causa. Era infelizmente uma variação da dor de um infarto em progressão que, infelizmente, o vitimou.

A falta de sorte é, portanto, o componente principal da primeira fase da doença.

Fase 2 – A revolta
Em sequência vem um período de revolta e frustração por ter que cancelar todos os compromissos, submeter-se a exames, depender mais da família ou mesmo de amigos. Felizmente esta etapa é mais rápida, substituída pela necessidade de atitudes práticas como tomadas de decisão em relação à nova doença, mobilização de autorizações do plano de saúde etc. A revolta é substituída rapidamente pelo medo.

Fase 3 – O medo
O medo, mesmo que não seja declarado, acompanha a vida do doente. A maior fonte de insegurança é,

certamente, o medo de morrer. Chico Anysio em seus últimos dias dizia que não tinha medo da morte. Tinha pena de morrer. Mas há outros medos. Medo do desconhecido, medo da dor, medo das sequelas que a doença pode deixar. Medo de não ser mais o mesmo, de perder habilidades, medo de trazer insegurança para a família. Medo de que a doença seja pior do que estão dizendo... Um paciente perguntou-me um dia se o que eu lhe dissera era toda a verdade ou se as más notícias viriam em etapas.

Os médicos de hoje raramente escondem do paciente sua real situação, mas preferem atenuar a forma de comunicar as más notícias. Por isso preferem ir por etapas para permitir um tempo de adaptação. É aquela história: "O gato subiu no telhado...". Alguns pacientes exigem informações completas. Um menor grupo prefere não saber de nada. Ainda há um número crescente que se joga nos braços do dr. Google, coletando todo o tipo de informações, verdadeiras ou falsas. Há os que reduzem o medo com as informações obtidas e outros que pioram e entram em pânico. Certamente, a palavra serena, experiente e concisa do médico encurta esta fase da doença, fazendo substituir medos e incertezas pelas atitudes positivas do tratamento.

Fase 4 – Adaptação e aceitação

Diante da impossibilidade de mudar os fatos, de voltar atrás, recuperar a saúde e retornar à vida saudável, existe uma tendência à aceitação. Uma adaptação progressiva à nova situação geralmente ocorre depois que o tratamento é estabelecido. A resignação é parte da consolidação da confiança estabelecida na equipe médica assim como nos bons primeiros resultados do tratamento. A esta altura a vida já retomou o seu curso, as atitudes necessárias na empresa ou no emprego já foram determinadas, a família organizou sua forma de apoio e a rotina foi restabelecida. Os casos mais graves podem prolongar esta etapa pela necessidade de internação ou pelos incômodos que a doença passa a provocar.

Fase 5 – A esperança

Medo e esperança são inseparáveis. Ao mesmo tempo em que temermos que algo pior possa acontecer também esperamos que tudo se resolva mais facilmente. De novo o temperamento e a forma de agir do paciente fazem a diferença. Pensamentos e atitudes positivas geram mais esperança e influem no resultado do tratamento. Nesse ponto a religiosidade e a espiritualidade aplainam o caminho, assim como o suporte familiar e de amigos. Não esqueço o ocorrido com um amigo acometido de uma grave infecção torácica, submetido a várias cirurgias, vivendo risco de morte por semanas. Como era conhecido por suas conquistas amorosas, para animá-lo, os amigos passaram a trazer-lhe revistas *Playboy* e prenderam na cabeceira da cama da UTI recortes de modelos sensuais em adiantado estado de nudez. Seu box na UTI era atração para todos os que passavam. Essas brincadeiras tiveram um resultado surpreendente na recuperação. A esperança foi restabelecida e o paciente passou a encarar sua situação com mais humor.

Estas fases são geralmente bem identificadas em pacientes com doenças graves e prolongadas. Mas há os alarmistas que trilham os mesmos caminhos com uma gripe forte ou uma gastrenterite passageira.

Os médicos e a morte provável

Temos, nós médicos, o direito de decretar a morte negando um procedimento ou executando-o quando o risco é excessivo?

O julgamento é individual, caso a caso, mas o dilema é sempre o mesmo. Lidamos com estatísticas, nos valemos do banco de dados e suas valiosas informações, que terminam sendo por nós mesmos interpretadas. A variabilidade de informações é imensa e não podemos afastar do julgamento o bom senso e a experiência. Ao indicarmos um procedimento levamos em conta seus riscos, avaliamos as possibilidades de sucesso. Mas também comparamos nossos dados com a expectativa de vida caso o procedimento não seja realizado. Sofisticados programas estatísticos foram criados com o objetivo de termos um escore de risco para cada caso. As sociedades de cardiologia e cirurgia cardíaca europeias e americanas vêm dedicando especial atenção à criação do escore de risco ideal que possa antecipar com precisão os riscos e benefícios dos procedimentos médicos. O mais popular se chama "euroscore", baseado em um banco de milhares de pacientes do mundo todo, uma centena deles operados na nossa Santa Casa de Porto Alegre. Mas a variação de caso para caso é imensa e os números nunca são exatos, pela própria essência da medicina. E terminamos, com os dados obtidos, tateando somente a ponta do iceberg. Não existe até o momento um escore de risco que enquadre todos os pacientes com precisão. Por isso temos que confiar no nosso julgamento, na experiência prévia, usando todos os dados disponíveis. A cardiologia procurou atenuar esta dificuldade reformulando sua atuação profissional, organizando-se em grupos chamados "Heart Team", time do coração, em que são discutidos os casos dos pacientes mais complicados com vários cardiologistas, diluindo-se a possibilidade de erro da avaliação individual em troca da opinião e decisão do grupo.

Os médicos jamais podem prometer sucesso ou resultados favoráveis. Podemos nos comprometer com nosso empenho e dedicação utilizando a experiência amealhada ao longo da vida. Porém, sem compromisso com o sucesso, porque o imponderável é um assíduo companheiro do ato médico.

A negativa do procedimento, a contraindicação, é ainda pior, pois significa abandonar o paciente à própria sorte. Esta é, sem dúvida, a mais difícil e complicada decisão médica. Quando há alguma chance de solução, desde Hipócrates, somos compelidos a abraçá-la.

Mas como antecipar o imponderável?

Todo o médico ao iniciar um procedimento sabe que poderá ter surpresas. Obviamente, a repetição exaustiva daquele ato, ou seja, a experiência, permite, com boa margem de segurança, antecipar as dificuldades de cada caso. Porém, o inesperado pode ocorrer. Foi o caso de Gregório, um empresário ativo, vaidoso com seu corpo, cuidadoso em seus exercícios e alimentação. Sua genética jogou contra. Na mesma idade que sua mãe teve morte súbita, supostamente por um infarto do miocárdio, Gregório foi submetido de urgência a uma cirurgia de ponte de safena. Saiu-se bem. Mas sua genética continuou jogando pesado. Três dias depois teve todas as pontes de safena e todas as artérias coronárias obstruídas por um defeito familiar de coagulação dificilmente detectável. Sua mãe provavelmente morrera do mesmo problema. O sangue aumenta a viscosidade e passa a ter a tendência a coagular dentro dos vasos sanguíneos. Depois de muitos procedimentos para reabrir suas artérias e muitos dias de UTI, Gregório sobreviveu. Foi muito difícil explicar para a família o imponderável que atingiu em cheio a vida de

Gregório. Aliás, este é sempre o pior momento da vida do médico. Tentar explicar o inexplicável. O fato positivo foi a corrida dos filhos para a busca do diagnóstico do distúrbio hereditário da coagulação.

A primeira notícia

Um amigo me telefonou com urgência. "Preciso de ti. O João está morrendo e não sabe." Por mais intrigante que seja essa informação ela era absolutamente verdadeira. João, um conhecido empresário, vinha tratando insuficiência cardíaca havia algum tempo. Seu coração estava dilatado e até caminhar lhe causava enorme desconforto. Emagrecera e vivia sofrendo de falta de ar aos mínimos esforços. O nome genérico dessa doença é miocardiopatia dilatada, causada geralmente por uma virose que destrói as fibras do músculo cardíaco tirando sua capacidade de contração. Coração grande para o cardiologista não significa generosidade, mas um enorme problema. Muitas vezes só um transplante é a solução. Pois fui escalado pelo meu amigo para comunicar isso ao João. Não o conhecia pessoalmente, o que tornou a tarefa bem mais difícil. Após uma longa consulta revisando exames e sintomas, chegou o momento da verdade. É evidente que João já pressentira qual seria a solução. Estou convencido que seu médico já lhe indicara a possibilidade de um transplante, mas ele preferira ignorar. Com cuidado comuniquei-lhe que só tínhamos uma saída e que devíamos organizá-la enquanto havia tempo. "Não se consegue doador de um dia para outro." João parecia chocado. Falava pouco, não perguntava nada. Recebeu os contatos a serem feitos com o hospital, a orientação de como entrar em lista de espera, a possibilidade de uma longa demora, enfim, tudo o que precisava para a organização de seu transplante. Saiu sem se despedir e sem agradecer. Estava evidentemente revoltado. Não ocultava sua insatisfação com o que eu lhe dissera. A secretária que entrou em contato com ele colocando-se à disposição para ajudá-lo foi tratada com frieza. O amigo que me pedira ajuda telefonou-me visivelmente constrangido. Não vi mais o João. Nem soube mais dele. Dois anos depois, durante o "Jogo pela vida", um futebol de praia que fazíamos anualmente entre médicos e transplantados para estimular a doação de órgãos, fui chamado por uma pessoa da organização. Como de costume, havíamos perdido o jogo, porque os jovens transplantados renais liquidavam os médicos, sem piedade, todos os anos. Nossos jovens residentes levavam a sério a partida de futebol, pois se queixavam que depois passariam o ano levando "corneta" nas consultas de ambulatório. A torcida era geralmente numerosa e toda de transplantados e seus familiares. O "Jogo pela vida" era um sacrifício para nós, médicos mais velhos. Mas o fazíamos com satisfação, pois lá estavam expostos nossos bons resultados. Era sempre um momento de emoção. Ao final do jogo fui chamado para perto do alambrado. Um homem de meia-idade que me pareceu familiar disse-me unicamente uma frase: "Doutor, eu sou o João, o senhor me indicou o transplante. Fui transplantado há um ano em São Paulo. Agora estou muito bem". O tumulto das pessoas em torno encerrou a curta conversação. Nunca mais vi o João, mas tenho certeza de que ele jamais me perdoou por ter lhe dado a primeira notícia.

Doutor, o senhor garante?

O senhor garante que o tratamento vai funcionar? Que o medicamento resolverá o problema? Que vou acordar depois da cirurgia? Sempre que ouvi estas perguntas respondi com outras: O motorista que lhe trouxe garantiu que chegariam? Quando você está dirigindo garante que não acontecerá nada?

Tomadas todas as precauções, provavelmente não acontecerá nada. Seu médico usará a estatística de seu banco de dados para informá-lo sobre riscos e benefícios do tratamento a que será submetido. O mais importante é que você e seu médico tenham empatia. Você acredita nele e ele se compromete com você, com a sua saúde. Se não se estabeleceu esse vínculo e você se sente inseguro, vá em busca de outra opinião. Mas, por favor, busque um médico tão ou mais qualificado. Medicina e saúde não admitem arrependimentos. É acertar ou acertar. Mesmo assim podemos ser surpreendidos por um sem-número de situações imponderáveis. Eventos inesperados acontecem. Dentro de limites e se todas as precauções forem tomadas, eles podem ser evitados. Por isso não culpe o seu médico pela evolução inesperada de seu tratamento. Medicina não é uma ciência exata. Mais do que isso, em medicina as verdades são passageiras, pois podem ser sempre superadas por novos avanços. Seja parceiro do seu médico, ele está genuinamente interessado em você, em sua saúde. Estabeleça uma relação de confiança, de empatia, de entendimento. Questionar faz parte dessa relação. Não tenha medo de entrar em detalhes do seu tratamento. Pergunte. Mas não confie muito nas informações do dr. Google, prefira o profissional que está à sua disposição ao vivo e a cores. Isso me recorda um cartaz afixado na sala de espera de um consultório médico: "Se você após consultar o Google vem à consulta em busca de uma segunda opinião, por favor consulte o Yahoo".

Doença pode ser uma forma de fuga

EVADIR-SE PARA NÃO ENFRENTAR é uma característica do ser humano. A doença propicia a fuga ideal. A primeira mentira que vem à cabeça quando deixamos de honrar um compromisso é a invenção de uma doença. Gripe, resfriado, indisposição gastrointestinal, enxaqueca, são as escolhas mais frequentes. Mas, quando queremos, até doentes nos dispomos a comparecer.

As pessoas notam o esforço de quem compareceu a um compromisso, mesmo com dificuldades. E marcam na memória quem simplesmente não apareceu, protegido por uma desculpa pouco provável.

Os brasileiros desenvolveram ao longo dos anos o hábito de culpar doenças por suas inadimplências. Isso ocorre também no absenteísmo ao trabalho, onde problemas hepáticos e de coluna são invocados com frequência. Gripe é a causa mais comum, mas algo está errado se ela se curar em 24 horas. Um número incrível de brasileiros sofre dos nervos, o que justifica qualquer absenteísmo. "Sofrer dos nervos" é uma verdadeira mania nacional e é impressionante como é respeitada. Mais ainda se vem com a informação preciosa: "Tomo remédios tarja preta".

A coluna vertebral é um grande esconderijo para preguiçosos. Obviamente, não falo dos reais e heroicos sofredores da coluna. Quero chamar atenção aqui para os que simulam dores para evitar o trabalho ou para obterem benefícios de afastamento do emprego. Não posso deixar de lembrar do Otávio, um motorista que nos atendeu durante algum tempo. Com frequência não vinha trabalhar nas sextas-feiras ou vésperas de feriadão por crises de dores de coluna. Trazia sempre um atestado de uma clínica de credibilidade duvidosa, facilmente comprável por trinta reais. Até o dia em que foi afastado do trabalho por vários meses, "encostado" pelo INSS. Caminhava mal, troteando em um pé, arrastando o outro. Gravíssimo problema de coluna. Um dia, durante o seu período de licença, ao sair de um prédio observei que ele vinha caminhando em minha direção, rápido e normal. Ao me ver, imediatamente começou a mancar, com seu jeito trôpego tão bem ensaiado.

O culto à doença tem sido no Brasil uma característica da vida de muitas pessoas. A pergunta que fica é quantas dessas são reais e quantas imaginárias. "Mariazinha sofre dos nervos. Não peça para ela lavar a louça. Hoje ela não está bem." Até para fugir dos compromissos mais banais a doença tem sido amplamente usada. Coluna e nervos são os problemas crônicos preferidos. A minha observação ao longo da vida demonstra que este eterno sofredor não tem sintomas em dias de festa, ou durante o carnaval. Os sintomas também desaparecem rapidamente quando os sofredores passam a ter sucesso profissional, ganham algum dinheiro, abrem seu próprio negócio. É o caso do Germano, em que um táxi comprado em sociedade com o cunhado curou sua coluna. Fica claro que sofrer dos nervos ou da coluna pode ser uma simulação de depressão, de falta de perspectiva, de ausência de sentido na vida.

Em épocas de desemprego em alta cai o absenteísmo ao trabalho. Como explicar? Eu me pergunto. Isso significa que os brasileiros passam a trabalhar mesmo doentes? Aparentemente não. São as causas banais de absenteísmo que desaparecem.

A doença serve de subterfúgio, de explicação, de desculpa, de fuga. Até tornar-se realmente um problema grave. Aí ela passa a ser motivo de autocomiseração, de depressão e castigo. Podemos encarar doenças graves ou leves de mil formas diferentes, na medida do nosso grau de autoestima, do nosso nível de compromisso com a felicidade. A doença quase nunca é motivadora. Ao contrário, em geral significa derrota, fracasso, perda de oportunidades. São raros os que "acordam" ao terem o diagnóstico de uma nova moléstia e passam a aparelhar--se para combatê-la e preparar o futuro após vencê-la. A autocomiseração, a pena de si mesmo, é a chaga incurável dos fracos, dos egoístas e até dos prepotentes que se achavam eternos.

Câncer de próstata, a dúvida continua?

Este é um exemplo de como o conhecimento pode mudar ao longo do tempo. Todas as doenças passam por isso em maior ou menor intensidade. Ao estudar uma nova doença, os pesquisadores em primeiro lugar investigam os sintomas. Depois buscam as causas, e a isso chamamos de etiologia. Finalmente, procuram entender a fisiopatologia da doença, ou seja, o que ela provoca no organismo. Que mecanismos ela utiliza para agredi-lo. E esse conhecimento vai mudando ao longo do tempo baseado em novas pesquisas e novas descobertas.

O câncer de próstata é conhecido e estudado há muitos anos. Nas últimas duas décadas os pacientes já sabiam que os médicos recomendavam a eles exames anuais, principalmente àqueles com mais de cinquenta anos. PSA (Antígeno Prostático Específico), ecografia abdominal e toque retal eram as recomendações para essas revisões anuais. Recentemente, observou-se que entre 15 e 38% dos pacientes com tumor de próstata tem PSA normal. Além disso, só 30% dos que tem PSA alterado tem realmente tumor. Daí surgiu a dúvida se realmente deve ser feito o rastreamento anual. A biópsia indicada pelo PSA e pela ecografia abdominal alterados apresenta grande número de resultados negativos.

A partir daí vem ocorrendo uma mudança nas diretrizes internacionais. Em pacientes com menos de 75 anos as atuais evidências científicas não são suficientes para estabelecer a relação entre riscos do desenvolvimento de tumor e benefícios do rastreamento completo. Depois dos 75 anos, as diretrizes contraindicam o rastreamento porque os riscos se tornam maiores do que os benefícios. Nessa idade, o tumor torna-se mais lento e menos maligno, enquanto a biópsia e a cirurgia de ressecção da próstata terminam elevando o risco.

Diante disso, fica claro que não é exigido de nenhum de nós nos tornarmos profundos conhecedores do tumor de próstata. Basta escolher um bom urologista, atualizado e ativo em sua especialidade, e deixar que ele oriente a melhor forma de prevenir a doença. Obviamente, os fatores de risco preexistentes devem ser respeitados. Outros casos de câncer de próstata ou outros tipos de câncer na família exigem rastreamento periódico, e a presença de sintomas como retenção urinária e dificuldade para iniciar a micção devem levar de imediato à consulta com o urologista.

A prevenção da maioria das doenças passa por esse processo de validação.

Mas por que enfocamos justamente a próstata em um dos capítulos deste livro, já que outras doenças são mais graves e mais frequentes? Porque é um bom exemplo de evolução, de mudança de conduta, e mais do que isso, é um excelente indicador de que devemos permanecer atentos com os avanços da medicina. A falta de informação ou de cuidado com a própria saúde terminam por definir os rumos ou desvios da expectativa de vida. Os espertos permanecem atentos e vivem mais.

O tabu da morte

Mesmo sendo a única certeza na vida, a morte é evitada até nas conversas. Tem gente que nunca pronuncia a palavra com medo de atraí-la. Usam apelidos como a malvada, a última, a foice, como se isso a afastasse definitivamente. Minha proposta é exatamente o oposto. Vamos falar bastante nela, vamos estudá-la para evitá-la. Uma boa análise das mortes de amigos pode nos ensinar a forma de adiar a nossa: "Pedrinho nunca parou de fumar", "Carlos era uma onça de bravo", "João nunca consultou um médico, nunca fez um checkup", "Maria palpou o nódulo no seio, mas não valorizou." Quanta informação positiva e preciosa podemos tirar dos erros dos outros... Evitar falar sobre a morte só piora a nossa disposição em afastá-la.

Os monges com a vida dedicada à oração consideram a morte uma companheira de jornada, que os fez melhores durante a vida. Os hindus a homenageiam como a forma de translado para um patamar superior, uma vida melhor em outra encarnação. Até os elefantes se preparam para ela. Ao pressenti-la, mudam-se para o local de seu jazigo onde, às vezes, a esperam por anos. Tem medo da morte quem tem uma longa contabilidade negativa em sua vida. Nas doutrinas espíritas, o retorno em outras vidas pretende atenuar esta contabilidade, revertê-la e nos preparar para uma vida positiva.

Mesmo suas manifestações externas, a caveira, por exemplo, na cultura maia do México, é um adorno doméstico comum muito valorizado, uma espécie de companhia a rememorar que "pulvis est et in pulverem reverteris". És pó e em pó te tornarás.

Francisco de Assis a chamava Irmã Morte. Relata a história que Clara, sua eterna parceira, gravemente doente, assistiu de seu leito o enterro de Francisco como se fosse uma transmissão de televisão. E à medida que o cortejo avançava para a Basílica de Assis, Clara descrevia detalhes para a sua congregação. Por esse episódio histórico, Clara é considerada a padroeira da televisão. Observem, a primeira transmissão de imagens à distância da história foi uma homenagem à morte. De Francisco de Assis.

Convivendo com o estigma da doença

Após diagnosticada a doença, as reações individuais são as mais variadas. Há os que simplesmente negam e seguem tocando a vida. Às vezes correm perigo por não levar a sério as recomendações dos médicos. Há outros que passam a viver em função da doença. Param completamente a vida e declaram-se doentes. Falam continuamente sobre seu infortúnio, tornam-se até inconvenientes, pois relatam com crueldade exagerada seu prognóstico e o curto tempo que lhes resta, mesmo que o risco não seja o da sua fantasia. E ainda existem os que resolvem transformar a doença em um evento empresarial. Passam a informar-se sobre as probabilidades, o prognóstico, as possibilidades múltiplas de tratamento, os melhores médicos e os hospitais mais indicados. Incluem em sua vida um novo projeto, porém sem abandonar os demais. Outro perfil é o do "moita". Detesta que outros saibam dos seus problemas. Mesmo para os familiares as informações são truncadas e obscuras. Se alguém o aborda sobre o assunto, nega vigorosamente. O moita evita exames e consultórios para não ser visto. Não raramente passa a tratar-se em outra cidade e com um médico desconhecido. Sua vida vira um inferno porque a sequência de mentiras começa a confundi-lo. Normalmente sua mulher está parcialmente informada, porém é jurada de morte se o segredo for rompido. A família nota seu comportamento estranho e passa a desconfiar até de sua fidelidade conjugal. O moita não admite ser ajudado ou apoiado. Acredita que a revelação de sua doença vai prejudicá-lo profissional e socialmente.

Uma reação paralela que pode ocorrer com qualquer dos tipos acima é a busca rápida e intensa pela organização da vida. Reorganizam seu seguro, equacionam suas dívidas, estruturam seu patrimônio e seu testamento. Isso não deixa de ser uma atitude saudável, mas geralmente há a tendência de exagerar o risco que correm.

No cérebro humano qualquer doença, mesmo que banal, pode assumir um significado gigantesco. É óbvio que o diagnóstico de qualquer tipo de câncer, infarto ou AVC pesam intensamente, mesmo que sejam de bom prognóstico. O estigma do nome da doença tem um peso imenso na cabeça das pessoas. Estes três diagnósticos são os mais frequentes na população e já vêm com fama de matadores. Fica difícil convencer alguém que sua nova doença, felizmente, é benigna e curável. Agora imaginem quando o prognóstico é ruim. Os médicos usam o termo "reservado" para os maus prognósticos, principalmente quando desconhecem a evolução da doença. Quando a doença é realmente grave o estigma é ainda maior, porque vem acompanhado de depressão e súbita consciência da finitude. São raros os que passam por esta fase com maestria.

Lembro intensamente e com muita saudade do médico que me fez abandonar a decisão por uma carreira diplomática e me conduziu para a medicina. Mais especificamente, para a cirurgia cardíaca. Seu nome, Décio Korman. Foi a maior autoridade latino-americana na área de estimulação cardíaca e marca-passos. Para pagar o curso de medicina lecionou no Cursinho Pré-Vestibular Dr. Barddal, em Curitiba, onde o conheci em seu último ano de faculdade e no meu ano de preparo para o vestibular. Em uma aula de biologia, Décio apresentou a circulação extracorpórea, recurso usado para desviar o sangue e operar o coração aberto. Aquilo me emocionou a ponto de adotar a medicina e a cirurgia cardíaca como profissão pelo resto de minha vida. Décio parecia um lorde inglês.

Anos mais tarde ao ser diagnosticado um câncer em um dos seus rins, conduziu a doença como um mestre. Continuou sua vida profissional sem lamentações, estruturou sua família e procurou em Boston o melhor tratamento da época, oferecendo-se como cobaia de um novo tratamento para tumores renais baseado em supressão imunológica, hoje com grande margem de sucesso. Infelizmente o conhecimento era inicial e Décio manteve sua fidalguia até a morte. Essa conduta é própria dos fortes, que também podem cair no campo de batalha, mas deixam uma imensa saudade.

Quando a doença deixa marcas permanentes

Mesmo quando superada, a doença pode continuar presente pelas marcas permanentes que ela produziu. É o caso de acidentes com traumas físicos irreversíveis, de alguns tumores de pele em áreas expostas, cicatrizes cirúrgicas visíveis etc. Geralmente nos acostumamos ao longo dos anos com nossos sinais de nascimento, mas temos mais dificuldades de aceitar marcas adquiridas pela vida. Talvez porque nos recordem, diariamente, do trauma e da dor no momento em que nos foram infligidas. Não bastasse o sofrimento, ainda é preciso suportar pessoas que, com boa dose de maldade, perguntam a origem "daquela enorme cicatriz", ou o "porquê do formato estranho do seu nariz". Há nesses comentários um tanto de sadismo que machuca a quem os ouve, revivendo os maus momentos que já poderiam estar sepultados no passado.

Sublimar essas marcas visíveis nem sempre é fácil. Muitos tornam-se revoltados, em luta com o mundo e contra os que não tiveram esse infortúnio. Muitos ficam visivelmente marcados pela sombra da insatisfação e da depressão. Confesso que não sei se há regra para identificar a que grupo a pessoa vai pertencer. Mas tenho certeza de que o cérebro humano tem uma capacidade ilimitada de adaptação. E, segundo Darwin, quem não se adapta desaparece. Está no DNA? Na estrutura íntima das células? É o temperamento com o qual fomos gerados? Ou é simplesmente adaptação ao irremediável?

Hoje vemos exemplos de adaptação sendo apresentados com frequência nas redes sociais. O pobre analfabeto até os catorze anos que se tornou competente e respeitado deputado federal. O rico empresário proprietário de imensa frota de caminhões de transporte que passou fome até os quinze anos de idade. Atitude e adaptação são mais importantes do que temperamento, do que DNA. Atitude cria alternativas, modifica a vida, provoca adaptação. O segredo mora na resignação, em aceitar as próprias limitações e construir um mundo de possibilidades. "Esta é a vida que eu tenho, é o corpo que a natureza me deu, cheio de imperfeições. Minha missão é torná-la o melhor possível."

Todos devíamos assistir a algumas provas das modalidades esportivas da paralimpíada. Nadadores campeões sem um ou mais membros. Medalhistas do atletismo portadores de todo o tipo de deficiência. São seres humanos superiores, inspiradores de atitudes positivas e que servem de exemplo para nós, que nos julgamos perfeitos por termos quatro membros.

A história está repleta de exemplos edificantes. Toulouse-Lautrec, com sua figura disforme, foi um dos grandes artistas de sua época. Abraham Lincoln certamente foi o mais feio e o mais reverenciado presidente americano. A mãe de Thomas Edison, inventor da lâmpada elétrica, recebeu do diretor um bilhete desligando seu filho da escola por incompetência em acompanhar a evolução dos colegas. A mãe de Thomas ocultou esse fato e dedicou-se ela mesma a preparar seu filho. Foi indiscutivelmente o maior inventor de todos os tempos, com mais de quinhentas patentes que mudaram a vida humana. Conta-se que após a morte da mãe, Thomas encontrou guardados junto aos seus o bilhete da escola. Exemplo de vencedor é o do balconista de bar de New Orleans que ao ver sua cidade devastada pelo furacão imediatamente decide que construção civil passou a ser um bom negócio.

E você? Está sofrendo com essa cicatriz? Sua altura o incomoda? Sua aparência não lhe satisfaz? Faça-me o favor! Procure algo mais útil e mais construtivo para se preocupar.

Doença, um castigo de Deus

É SURPREENDENTE QUE EM INÚMERAS pesquisas recentes a doença seja considerada pelos investigados como um castigo de Deus. Todos nós curtimos algumas culpas, mas há sempre os exagerados que se consideram castigados por Deus quando uma doença surge. Eu aventuraria afirmar que a doença da culpa, nesses casos, antecede a doença física e talvez possa até ser responsável por ela. Deus não tem nada a ver com isso. Adoecemos por múltiplas causas físicas, psíquicas ou espirituais. Ou simplesmente porque encontramos um vírus ou uma bactéria em nosso caminho. Doenças mais complexas podem ter uma importante contribuição genética. E, o que é mais comum acontecer, erros repetidos do estilo de vida são os reais responsáveis. Mais da metade dos cânceres e dos infartos entram pela boca. Infarto e câncer podem ser castigos impostos por nós mesmos ao adotarmos um estilo de vida inadequado. Um obeso não deve culpar a Deus por ser diabético, já que foi a sua obesidade que o incluiu no grupo de risco.

Portanto, antes de qualquer fantasia metafísica sobre sua nova doença, reconheça os erros que podem tê-la causado.

Personalidades paranoides têm a tendência a culpar a si e aos outros por todas as intercorrências da vida. "Este infarto eu devo ao meu ex-patrão, o carrasco que fez obstruir minhas coronárias." "Meu casamento foi a origem de todos os meus males." "Com a vida sofrida que levei eu só poderia ter terminado assim." São formas simples, quase toscas, de culpar os outros pelas nossas doenças. Qualquer doença tem inúmeros fatos geradores. Nós médicos dizemos que a origem das doenças é multifatorial. Nunca se origina em um evento único e isolado. Talvez a exceção seja o trauma devido a um acidente que deixou sequelas importantes. "O melanoma que agora está me destruindo foi causado pelo descuido e pelo desconhecimento dos meus pais que não me protegeram do sol na infância e adolescência." Provavelmente esta queixa seja só parte da verdade, pois participaram também o hábito contínuo de se expor ao sol ao longo da vida, associado à falta de revisões dermatológicas que detectariam precocemente alguma lesão suspeita.

Em um estudo feito por nós no Hospital São Francisco de Cardiologia da Santa Casa de Porto Alegre, um surpreendente número de pacientes pesquisados referiu a doença como um castigo de Deus. Alguns se sentiam injustiçados, pois não encontravam em sua vida motivo para tamanho castigo. Outros consideravam o castigo divino perfeitamente justo pela vida que haviam levado. Em outras culturas primitivas existe impregnada a ideia da culpa e do castigo como profunda geradora de doenças. Tribos indígenas da Amazônia veem o castigo de Deus nas colheitas frustradas, nas intempéries naturais e, obviamente, também nas doenças. Por que esta reação quase irracional existe latente no ser humano? Ou por que custamos a identificar a falta de atenção com a saúde como a origem da doença? Sempre que penso sobre isso, lembro-me da figura incomparável de Mario Rigatto, professor da Faculdade de Medicina, líder e dirigente universitário, escritor, de longe o melhor palestrante que assisti em minha vida. Além disso, Rigatto era um cultuador da saúde física. Era atleta remador desde a juventude e batalhador feroz contra o tabagismo. Com sua figura imponente, sempre impecavelmente vestido com sua característica gravata-borboleta e seu porte atlético de homem saudável, Rigatto representou o que de melhor gerou a medicina brasileira. Porém, com pouco mais de setenta anos e em pleno vigor físico e intelectual, Rigatto foi atropelado por uma doença metabólica muito rara, a amiloidose. As coronárias e as demais artérias são obstruídas progressivamente por uma substância chamada amiloide, contra a qual não temos defesa natural ou medicamentos. Sua morte precoce trouxe a todos nós a consciência do impacto do acaso como gerador de doença.

A doença não percebida e suas consequências

Nem toda a doença é explícita. Principalmente em se tratando de doença mental. Há casos em que o paciente esconde suas limitações e sofrimentos por anos. E, muitas vezes, as consequências são absurdamente desproporcionais aos sintomas. A pior decisão é varrer os problemas para baixo do tapete. A falta de enfrentamento cria o hábito da fuga. A família se acostuma com atitudes e desvios estranhos de comportamento e põe na conta da pessoa: "Fulano é estranho, tem problemas". Mas quais são esses problemas? Como enfrentá-los? Como resolver? A desatenção de todos ou a falta de vontade de "mexer no que está quieto" pode trazer consequências inesperadas. É mais comum rotular a pessoa como doente e aprender a conviver com ela. Ou simplesmente aceitá-la como ela é.

Noeli era uma mulher bonita, agradável, simpática, boa mãe, boa esposa, bem-humorada, obsessiva no cuidado da família. Durante anos a atenção esteve voltada para Carlinhos, seu marido, primeiro com problemas renais e depois com uma infecção em uma válvula do coração. Sua cirurgia foi complicada e de alto risco. Mas sobreviveu. Nesse momento ninguém percebeu que Noeli agia estranhamente diante do risco de morte do marido. Tornava-se mais proativa, mais exuberante nos cuidados com ele e a família, valorizava excessivamente mínimos problemas. Aquele era seu comportamento usual. Ninguém percebeu que havia por trás da fala fácil, do humor exagerado, do excesso de cuidados, uma depressão cada vez mais intensa. Passados os tempos difíceis, as motivações de Noeli reduziram. Filhos maravilhosos, marido recuperado, seu comportamento foi se tornando aparentemente mais tranquilo, passava mais tempo calada, e todos achavam que estava bem.

Em uma sexta-feira, a família preparava-se para um fim de semana na casa da praia. Carro pronto, bagagem acomodada, Noeli diz aos filhos e ao marido que havia esquecido alguma coisa e voltaria em seguida. Entrou em casa e, minutos depois, ouviu-se um tiro. Encontraram Noeli no quarto do casal, morta, com uma velha arma da família na mão. Em vez de passar um fim de semana na praia, Noeli decidiu se suicidar.

Confesso que fiquei aturdido ao receber o telefonema da filha relatando o fato e pedindo ajuda para o pai destruído. Acompanhei de perto essa pobre família que por anos não sabia explicar a tragédia ocorrida. Recentemente o filho me disse que finalmente identificava a doença da mãe não percebida por anos. Entendeu mudanças de comportamento disfarçadas em humor, frases espirituosas ou riso fácil. Os pacientes inteligentes são os que sabem dissimular melhor suas mazelas, seus sofrimentos e suas doenças. Mas as consequências são imprevisíveis, pois o sofrimento pode passar dos limites da razão suportados pelo cérebro humano. Carlinhos até hoje não vê claramente o que poderia ter sido feito de forma diferente. Apesar do longo tempo de terapia, está sempre esperando que Noeli saia de casa e entre no carro para um fim de semana na praia.

A segunda chance

O doente ideal

Doente ideal é o que aprende com a doença. Tira do infortúnio as lições necessárias para continuar a vida evitando a recaída ou outras doenças. É o paciente que tem amor à vida e promove as mudanças para uma vida ainda melhor. Para isso, mais do que tudo é necessário instinto de preservação. O incrível é que muitos de nós cultivam mais a autodestruição do que a preservação. A busca por sobreviver é natural no ser humano. Foi assim que nossos antepassados superaram as agruras da caverna e nos fizeram chegar ao conforto da modernidade. Já as características autodestrutivas foram adquiridas ao longo do tempo, talvez propiciadas pelas derrotas consecutivas no enfrentamento com os próprios parceiros humanos. Guerras sempre geram vencedores e derrotados. Produzem mutilados físicos, mas principalmente destroçados da alma. O ser humano é talvez o único objeto da criação que tem limites definidos em sua capacidade de adaptação ao sofrimento. Isso tem a ver com a esperança. Essa, quando perdida, não deixa nenhuma razão para preservar a vida. Daí talvez tenha surgido essa avalanche de deprimidos que ajudaram a tornar a depressão a segunda doença no mundo segundo a Organização Mundial da Saúde.

E o mais crítico é que o sofrimento sem esperança gera outras doenças. É fácil de compreender os infartados que, falidos, veem evaporar o trabalho de uma vida inteira. Mais fácil ainda é entender como o câncer vem dizimando os deprimidos, abandonados pela perspectiva de uma vida melhor.

Apesar de algumas religiões enaltecerem a importância do sofrimento para forjar a alma humana, são os melhores dias e os momentos mais felizes que impulsionam o ser humano ao futuro.

A vida depois da doença é uma fonte inesgotável de bons momentos para quem sabe preservar a memória do que ficou no passado. Esquecer, simplesmente, não é uma boa ideia. Tirar lições da doença e conservá-las na memória pautando a nova vida por estes ensinamentos é a prova da qualidade do ser humano.

Lembro-me muito bem do Silveira, que, ainda no hospital mas já curado da pancreatite aguda e quase fatal, acordava muito cedo para curtir o nascer do sol. "Nunca fiz isso em minha vida. Deve ter muitas outras coisas lindas por aí. Vou ter tempo para descobri-las."

A fuga para a religião. Ou um abrigo?

Fugir para a religião ou abrigar-se nela é uma atitude comum de quem vive a segunda chance. Será errado? Será ilusório? Não importa que adjetivo usarmos, até hoje não presenciei caso algum em que a religião tenha prejudicado quem vive a segunda chance após uma doença grave. A religião é um abrigo poderoso, mesmo que seja considerada por muitos um placebo, uma fuga, uma ilusão. Não importa. A fragilidade de qualquer indivíduo egresso de uma doença que o fez questionar sua vida passada permite que novos planos sejam formulados. "Admito meus erros e quero viver melhor daqui para a frente." É a atitude mais comum. Aí entra a religião com imensa capacidade de apaziguamento e leniência para organizar a nova vida em termos mais brandos. As histórias são muitas e repetitivas. Iniciam no momento do diagnóstico terrível de uma doença grave, continuam durante as dificuldades e dúvidas do tratamento, passando às vezes pela UTI. A fragilidade aumenta dia a dia, a busca de apoio também. A religião é uma tábua de salvação preciosa nos piores momentos. Restabelece a esperança mesmo que ela seja diminuta, prepara para caminhos desconhecidos até aqui, inclusive se não houver perspectiva de cura.

Nas últimas duas décadas, um novo paradigma invadiu a medicina: a influência da religiosidade e da espiritualidade sobre a saúde e a doença. Já são milhares os artigos científicos publicados que demonstram que uma crença, seja ela qual for, ou a frequência ao culto religioso reduzem a mortalidade e aumentam a sobrevida da população. Ninguém está propondo a religiosidade como tratamento, mas já ficou claro pelos estudos realizados que há um apoio positivo na evolução da doença. Isto é mais evidente na "segunda chance após a doença", em que há maior adesão a um melhor estilo de vida por parte dos religiosos e espiritualizados.

Os gatilhos da mudança

Mesmo após a doença há um grande número de pessoas que não desencadeiam mudanças saudáveis em sua vida. Ainda existem pacientes que aparecem no consultório quinze dias após uma cirurgia de ponte de safena já portando uma carteira de cigarros no bolso. A memória do ser humano é curta. Tenho usado bastante a fragilidade dos primeiros dias após a cirurgia para convencer o paciente a mudar de vida, a aceitar os erros cometidos no passado como uma lição dura a ser absorvida. E iniciar um novo período com um estilo de vida adequado. Minha observação é que à medida que passam os dias de pós-operatório os pacientes se tornam mais refratários a mudanças, como se de novo se julgassem acima da doença, intocáveis por ela. Por isso inicio minha "pregação" já na UTI, no primeiro dia após a cirurgia. Ali a fragilidade é maior, o medo ainda está presente, o ambiente é amedrontador e as palavras chegam mais fundo. Depois, à medida que transcorrem os dias, tudo passa a ser mais difícil. Costumo dizer que noventa dias depois da cirurgia do coração, os pacientes tendem a esquecer que foram operados e passam a fazer as mesmas bobagens que faziam antes e que motivaram a doença. Aprendi essa forma de abordar a prevenção com os pastores evangélicos, que catequizam mais facilmente seus fiéis nos momentos de crise pessoal ou familiar. Por mais estranho que possa parecer, as melhores lições aprendemos quando estamos frágeis, sem rumo, sem soluções a curto prazo. Aí nos recriamos e renascemos ainda mais fortes. É semelhante à crise da lagosta. Limitada e protegida pela casca, a lagosta só pode crescer se a perder. E no momento em que perde a casca fica vulnerável a outros animais marinhos, que passam a considerá-la uma refeição saborosa. A lagosta se esconde entre as pedras do fundo do mar, conclui seu ciclo de crescimento e forma uma nova casca. Parte, então, para a vida, agora maior, mais vigorosa e de novo protegida. Conosco, seres humanos, acontece o mesmo. Momentos de fragilidade e vulnerabilidade, semelhante à lagosta, podem tornar-se crises de crescimento. A nossa diferença em relação à lagosta é que temos livre-arbítrio e não somos obrigados pela natureza a crescer em cada crise. E muitos de nós optamos por não ouvir os avisos do corpo. Mas qualquer crise pode tornar-se crescimento. Depende unicamente de nós.

No entanto, há condições especiais que devem ser consideradas. A depressão, por exemplo. A vida ambivalente do deprimido é uma dessas.

Tomás fazia o tipo lorde inglês. Aparentemente nenhum problema era grande o suficiente para tirar-lhe o equilíbrio e o bom humor. Todos o admiravam por isso. Passei a desconfiar dessa falsa fachada quando descobri que não tomava os medicamentos que lhe prescrevi, não fazia os exercícios propostos e parou de comparecer às consultas. Um dia surgiu em minha clínica em estado quase terminal de doença cardíaca. Dormia sentado, estava ofegante e com litros de líquido em suas pernas edemaciadas. Custou a descrever os sintomas. Fugia do assunto, perguntava-me como ia minha família, elogiava a esposa aflita ao seu lado. Não falou absolutamente nada sobre o emprego que havia perdido, sobre suas dificuldades financeiras e o desprestígio junto a seus colegas, que passaram a evitá-lo. Sua mulher sabia superficialmente de seus problemas, porque o lorde inglês continuava saindo de casa diariamente para "completar uns negócios", de terno e gravata como sempre fizera durante toda a vida. Tomás piorava a sua saúde e os sintomas aumentavam à medida que o dinheiro desaparecia. Um dia fui chamado na emergência do SUS para vê-lo. Estava destruído, em edema pulmonar, prenúncio de uma morte iminente. Rapidamente providenciei sua remoção para a UTI e em poucos dias operava suas válvulas e suas coronárias. Tomás sobreviveu, o que realmente me surpreendeu. Mas logo no pós-operatório descobri que não era isso que ele queria. Em realidade estava visivelmente frustrado por não ter morrido na cirurgia.

Imaginem como será a vida de Tomás depois da cirurgia que não o vitimou. Sua depressão o fará buscar a morte de alguma outra forma. O sucesso da grande cirurgia a que se submeteu simplesmente não o ajudou.

Estilo de vida – o melhor caminho para a segunda chance

HÁ UM ANTÍDOTO CONHECIDO e eficiente para os problemas do passado que conduziram à doença. Chama-se estilo de vida. Provavelmente a doença já havia sido motivada por um estilo de vida inadequado. O antídoto para um estilo de vida ruim e gerador de doenças é um bom estilo de vida. Algo parecido com a sentença popular "mordida de cobra se trata com veneno de cobra". A busca de um bom estilo de vida leva inevitavelmente à melhor condição de saúde. Tem um bom estilo de vida quem tem uma vida pessoal organizada, com uma agenda respeitada e sem a ânsia de querer fazer tudo ao mesmo tempo. A ambição irreal e incontrolável que supera as próprias forças e potencialidades é um implacável gerador de doença. Na mesma categoria está a insatisfação com as conquistas que a vida nos reservou. Estarmos satisfeitos com o que conquistamos, não importa se é muito ou pouco, é um forte mecanismo de saúde. Costumo dizer que há somente duas formas de riqueza. Uma é, realmente, ter muito dinheiro, e a outra, e mais eficiente, é estar muito feliz com o que se tem. O segundo componente de um bom estilo de vida é uma família organizada. Preocupações com filhos ou parentes próximos são geradoras de ansiedade que nos tiram o equilíbrio emocional. Mais um componente importante: vida profissional prazerosa que nos faz sair de casa com entusiasmo todas as manhãs. Finanças controladas reduzem o stress e mantêm o equilíbrio pessoal e familiar. Lazer deve fazer parte do pacote: momentos de relaxamento em que se pode fazer exclusivamente o que se gosta. Além disso, alimentação saudável, pobre em gorduras saturadas, pouco açúcar, pouco sal e rica em carboidratos complexos como legumes e frutas. Exercícios, tão simples quanto caminhar diariamente quarenta minutos na velocidade de quem tem pressa, anulam outros riscos. Falta ainda um componente importante que nós, médicos, estamos reconhecendo com certo atraso: uma vida espiritual, uma crença, seja ela qual for, melhora o equilíbrio emocional, apazigua o espírito e torna as pessoas mais felizes.

Todos os componentes acima foram nos últimos anos amplamente estudados e caracterizam a definição mais completa de bom estilo de vida e de saúde. No meu entendimento, quem tem esses territórios da vida sob controle tem também a felicidade na mão, e a consequência disso é uma vida mais longa, mais saudável e mais prazerosa. E uma segunda chance de puro sucesso.

Tive a ousadia de gerar uma equação a partir desses componentes:

ESTILO DE VIDA

=

SAÚDE

=

FELICIDADE

=

LONGEVIDADE

Para a segunda chance após a doença este é, certamente, o roteiro mais apropriado. Representa a correção de erros anteriores e, mais do que isso, constitui um forte mecanismo de prevenção da doença.

Portanto, quem quer encarar a segunda chance com sucesso deve dedicar-se a mudar seu estilo de vida e decidir ser feliz, isso é fundamental para viver muito.

Doenças transformadoras

A ARROGÂNCIA, O ORGULHO E A VAIDADE são geralmente exterminados pela doença. Doenças transformam o ser humano, pois reduzem tudo à condição mais simples, aquela mesma com que chegamos ao fim do parto. Nus e despojados.

Resistentes ou submissos, todos reagimos primitivamente à nossa depreciação. Desde os tempos da caverna o ser humano é capaz de classificar seus inimigos pelo seu poder de destruição. A doença faz isso, transforma-nos em meninos da caverna, assustados com os trovões e convencidos de que eles são um castigo da ira de algum deus.

A doença, mais do que isso, é um convite à reflexão, a um balanço da vida com suas dificuldades e alegrias, seus confortos e suas mazelas, mas, principalmente, a sensação de ter ou não valido a pena. A última linha, a do resultado das somas e subtrações, é um número duro que, se positivo, nos faz lamentar a possibilidade de interrupção pela doença, ou, se extremamente negativo, nos leva até a comemorar um fim salvador em meio a tanta desgraça.

Bruno foi um bom exemplo de como a arrogância, o orgulho e a vaidade são exterminados pela doença. Aos cinquenta anos, em pleno sucesso profissional e financeiro, já muito rico para os padrões de sua categoria, considerava-se intocável e indestrutível. Corpo fechado, era a expressão que usava frequentemente para definir sua proteção e invulnerabilidade. Atleta, exercitando-se quase todos os dias, não evitava observar e comentar quanto melhor ele se encontrava em comparação com seus colegas. Na atividade profissional era respeitado por muitos, temido por alguns e odiado por todos, por sua arrogância. Um dia a casa caiu...

Urinou com sangue após seus exercícios. O urologista diagnosticou prontamente extenso tumor de bexiga e indicou a cirurgia. Os exames diagnósticos, o entra e sai de hospitais, mas, principalmente, o medo do desconhecido o abalou profundamente. Bruno descobriu que era humano, sujeito às mesmas dificuldades dos demais. Sua invulnerabilidade era simples produto de sua imaginação. A frase "comigo não acontece", morreu em sua boca. Sua autoconfiança ruiu. Bruno descobriu em seu cérebro e em seu coração uma dose de humildade que desconhecia existir. Doenças podem ser transformadoras, em todos os sentidos, para melhor ou para pior. A arrogância é destruída pela doença e pela consciência de finitude. Embora o contrário também possa acontecer. Um coração de pedra pode transformar-se em um coração de aço. Mas não é a atitude mais comum. A doença usualmente desperta para a humildade, e esta faz bem para a recuperação da saúde. Os seres humanos geralmente saem das doenças melhores do que entraram. Mais sensíveis, menos arrogantes, em resumo: mais saudáveis e mais humanos.

Encontrei Bruno tempos depois. Disse-me: "Podes achar impossível, mas esta doença me fez bem. Sou outra pessoa. Não sei se estou curado após a quimioterapia e talvez nunca venha a saber com certeza. Daqui para frente viverei um dia por vez".

Uma doença grave não melhora um casamento em crise

Uma doença grave pode piorar uma situação de crise no casamento. Poucas vezes reaquece afetos e reestrutura casais. E a razão é simples. As reações provocadas por uma doença inesperada são geralmente de pena, nunca de reaproximação e reconstrução. A doença passa a ser um empecilho para a reconciliação, pois pode introduzir dois fatores novos na crise: a misericórdia e a culpa. O amor da misericórdia jamais é profundo o suficiente para permitir o perdão incondicional. "Por pena eu transfiro temporariamente as tuas culpas, mas não as extingo, não as esqueço." Se o cônjuge saudável é quem provocou a crise, instala-se um processo de culpa que não é nem suficiente nem saudável para a busca da reconciliação.

Misericórdia e culpa não substituem o amor verdadeiro e incondicional. "Na saúde e na doença..."

É inevitável que eu conte aqui uma história que aconteceu com João e Maria, nomes genéricos para muitas situações semelhantes. João, cerca de vinte anos mais velho do que Maria, adoece gravemente e é hospitalizado. Permanece na UTI quatro semanas. Maria esteve sempre presente nos horários de visita, duas vezes por dia. A comunicação com João era monossilábica, sem demonstrações de afeto, fato que, aliás, havia desaparecido do casamento há anos. João sentia profunda falta de Maria, mas não conseguia revelar isso a ela. Fizera tudo certo em relação a ela. Deixara-lhe uma situação confortável, que permitiria que ela vivesse muito bem para o resto da vida. João ainda amava Maria. Maria já não tinha certeza se amava João. Nos últimos tempos, a diferença de idade aprofundara as dificuldades, e Maria não sentia como compromisso seu ter que cuidar de um velho em fase terminal, mesmo que grata pelo conforto que ele generosamente lhe propiciara. Maria considerava sua missão muito bem cumprida por ter lhe dado dignidade e acolhido seus filhos e netos já adultos em um almoço mensal. A doença de João ocorreu nesse momento. Já estava configurada a crise e, como seria de se esperar, a doença só a aprofundaria. Maria sentiu-se livre após internar João em uma UTI, como se sua missão se encerrasse ali. Nos intervalos das visitas seguia uma rotina de lazer, visitas prolongadas ao shopping, justificando para si mesma que o alívio do stress da doença de João a ajudaria a cuidá-lo melhor quando se recuperasse. Mas não foi o que aconteceu. A reaproximação com um antigo namorado despertou sua sexualidade adormecida e a partir daí seu descontrole emocional tornou-se evidente. Os parentes próximos observaram suas ausências do hospital e o próprio João demonstrou sua insatisfação ao deixar a UTI. Como era de se imaginar, as semanas seguintes foram terríveis. João se recuperou, mas perdeu Maria. O progressivo desentendimento terminou em separação. João, sozinho e sem afeto, definhou rapidamente. Também buscou sua libertação. Maria foi uma presença indesejada no velório.

Esta não é uma história de ficção. Eu vi acontecer e acompanhei do início ao fim. Em realidade a doença de João foi simplesmente um pretexto para uma separação que na prática já havia ocorrido. E depois da doença a vida tornou-se impossível para João e incerta para Maria. A vida depois da doença pode ser muito ruim. Mas são os fatos antes da doença que a determinam.

Uma reação surpreendente

Nem sempre a velhice se torna um problema. Mas, obviamente, à medida que envelhecemos nos tornamos mais suscetíveis à doença. Dona Ceci era uma idosa animada. Lia muito, falava um português perfeito, interessava-se por notícias do mundo ao seu redor. E fazia questão de ser independente de filhos e netos. Nem acompanhante permitia que contratassem. Dona Ceci com oitenta anos, e cheia de energia, passeando em uma tarde em um shopping tem um disparo cardíaco que lhe tira a consciência por alguns minutos. Acorda com o sistema de emergência acionado, ambulâncias, paramédicos, médicos socorristas, uma confusão em plena tarde do shopping. Consegue lembrar o nome do seu médico, que é comunicado imediatamente. Interna em hospital, onde é diagnosticada uma complexa arritmia cardíaca que a obriga a usar vários medicamentos.

Remédios eram novidade para ela até aí. Dona Ceci sentiu o impacto. Apesar de estar protegida pela medicação, um marca-passo foi indicado para maior segurança. Aí iniciou uma crise depressiva que tornou Dona Ceci frequentadora assídua de emergências e consultórios médicos. Aceitou acompanhamento de uma enfermeira e tornou-se solitária, isolada da família, que com desvelo a visitava diariamente. Dona Ceci em poucos meses era outra pessoa, desinteressada pelo mundo ao redor. Isso durou até o dia em que ela acordou. Deu-se conta de que continuava forte e com vida pela frente e resolveu não a desperdiçar. Trocou a velha televisão por uma tela plana, contratou uma rede de TV a cabo, voltou a circular pelos shoppings. A surpresa foi quando, motivada pela necessidade de táxi e Uber, pediu à neta que lhe comprasse e programasse um smartphone com os aplicativos correspondentes. Daí para o WhatsApp foi um passo curto. Entrou em redes sociais, Facebook etc. E passou a contatar velhos amigos e parentes. A surpresa maior foi relatada por um filho: "Liguei para minha mãe, mas a acompanhante disse que ela não poderia atender-me porque estava na aula de computação". E isso aos 86 anos.

Dona Ceci demonstrou uma realidade um tanto esquecida pelos idosos. É lógico que se tornam mais suscetíveis a doenças e às mazelas da idade avançada. Porém não perdem a inteligência. Os inteligentes e os espertos se adaptam e apostam na quantidade de vida que têm pela frente. E buscam qualidade no tempo que resta.

    Ainda temos que avaliar a importância das redes sociais como forma de aumentar a longevidade dos idosos. Já sabemos de inúmeras pesquisas nas zonas azuis em que o número de amigos do idoso influi diretamente em sua longevidade. Poucos amigos, vida mais curta. No Japão, onde está localizada uma dessas zonas azuis, na ilha de Okinawa, os idosos são em grande número e os centenários superam os de outras regiões. E uma informação surpreende. Cada idoso tem uma média de seis amigos, enquanto nos Estados Unidos são apenas 1,5 amigos para cada idoso. A tendência é tornar as redes sociais um meio de expandir o número de contatos e estimular a integração da comunidade de idade mais avançada, aumentando, assim, a sua longevidade.

    Portanto, lembre-se. Pode-se perder a saúde, mas não a inteligência. Dona Ceci descobriu em tempo e, segundo consta, já está preparando os festejos dos noventa anos.

Com o olho no olho da morte

Quem já esteve olho no olho com a morte sabe apreciar a vida. O melhor exemplo que acompanhei na minha vida médica foram, seguramente, os transplantados. Eles olham a morte de frente e experimentam a progressão da doença, a piora inevitável e sempre fatal, os riscos e a esperança de uma cirurgia de transplante e, finalmente, a vida. Este período trágico com final feliz constrói nesses pacientes uma fábrica de esperança. Ressurgem do território da doença como gigantes. Passam a considerar a vida como um presente e decidem vivê-la integralmente, como quem saboreia o último gole de um vinho excepcional. Eles realmente aproveitam a segunda chance.

Para entrar em um programa de transplante é feita uma longa preparação. É estudada a imunologia, são revisados todos os aspectos do metabolismo, doenças associadas, na tentativa de localizar algum fator que possa tornar o transplante inviável. Mas, de longe, a avaliação mais importante é a psicológica. Indivíduos sem esperança, já derrotados pela vida, não devem ser transplantados, pois não terão energia suficiente para lutar pela sobrevivência. Portanto, o pré-requisito número 1 para entrar em um programa de transplante é querer viver. Depressão pode ser um impeditivo forte.

Tenho aprendido muito com esse grupo de pacientes. São as pessoas mais fortes de caráter e vontade que conheci. Geralmente, pela carência de doadores, chegam ao transplante do coração às vésperas da morte. Ficam olho no olho com ela. Aceitam o jogo da espera por um doador resignadamente, mas atentos. O telefonema do coordenador de transplantes do serviço de cardiologia da Santa Casa é recebido como o resultado positivo de uma loteria. Geralmente, ele já tem uma mala pronta, próxima à porta. Em minutos está a caminho do hospital. Um dos pacientes me relatou que nesse momento teve vontade de anunciar para o mundo que após longos quatro meses estava indo para o transplante. Mas depois pensou: "E se não der certo? Se o doador não for ideal e suspenderem o transplante. É melhor não dizer nada para ninguém fora da família". A componente sorte tem estado presente. Frederico era um homenzarrão de 1 metro e 90 e quando foi chamado estava em uma crise de cálculo biliar que impediu o transplante. Ficou muito decepcionado, mas não se deprimiu. "Deus está guardando um doador melhor para mim." Meses depois, um soldado de 1 metro e 92 teve morte cerebral em um acidente. O coração do soldado caiu como uma luva no peito de Frederico. Fui olhar quem teria sido o doador na primeira tentativa. Deus realmente estava buscando um doador melhor para Frederico, pois o primeiro estava no limite de compatibilidade para seu tamanho.

Não esqueço do meu amigo Vilmar. Já havia feito duas cirurgias de ponte de safena e vinha piorando muito rapidamente. A maior parte do coração já estava paralisada. Um dia entrou subitamente no meu consultório e atirou-se em uma poltrona. "Só saio daqui transplantado." Tamanha confiança tem que ser premiada. Poucos dias depois, na véspera do Natal, recebeu seu presente: um coração novo que o manteve vivo por anos.

Invariavelmente após o transplante, eles se sentem indivíduos superiores porque foram premiados. É uma euforia contida ainda pela fase de recuperação e aprendizado sobre o uso das drogas antirrejeição. Porém quando voltam para casa são pessoas transformadas. Aproveitam a segunda chance como ninguém. São cumpridores de suas obrigações familiares, excelentes pais de família. Seus cônjuges não cansam de agradecer o novo companheiro que obtiveram. Realmente, é como iniciar uma nova vida e não apenas uma etapa da anterior. Maus hábitos são esquecidos, medicamentos são usados com regularidade e festejos tornam-se comuns. Passam a comemorar o aniversário na data do transplante. Nesse dia, ligam para os médicos da equipe agradecendo. Demonstram gratidão. Passam a ter vida religiosa muito ativa. Famílias de transplantados são famílias felizes. E se alguma complicação ocorre aceitam com resignação e se submetem ao novo tratamento com tranquilidade.

E por que com os transplantados de coração a segunda chance é tão bem aproveitada? Em minha opinião, por dois motivos. Primeiro porque o processo de seleção para o transplante realmente identifica pessoas preparadas para lutar pela vida. Pessoas que querem viver e têm todos os motivos para isso. E em segundo lugar, todos eles estiveram com o olho no olho da morte, e essa é uma experiência inesquecível.

Isidoro e a segunda chance

Não há muitos Isidoros por aí. Por isso acho que ele precisa ganhar destaque, ser conhecido e admirado.

Isidoro era um sujeito saudável até o dia em que acordou "diferente". Seu braço direito pesava uma tonelada, sua fala era enrolada como se estivesse mastigando e falando ao mesmo tempo. A evolução do AVC foi devastadora. Ficou em coma uma semana. Às custas de excelente assistência médica e de uma boa dose de sorte, recuperou-se quase totalmente. As sequelas que permaneceram incomodariam a qualquer pessoa, não a Isidoro. A perda de olfato e de paladar, a menor atividade de seu lado direito, para ele eram problemas muito menores. "Estou vivo, o resto não importa." A partir daí, sempre que as sequelas o atrapalhavam, ele as usava como forma de alerta para aproveitar a segunda chance. "A arte não está em simplesmente sobreviver, mas em evitar repetições." Eram suas palavras. "E esta bengala: puro charme. Meu AVC deixou-me hemiplégico, mas não sabia com quem estava lidando. Sou osso duro de roer. Voltei a caminhar meio desajeitado mas em um ano estarei na São Silvestre. Tudo está muito bom e não acontecerá de novo."

A falta de olfato aguçou sua imaginação. Ao aproximar-se da esposa costumava comentar: "Este teu perfume me encanta". Ela sorria satisfeita pois sabia o que havia de imaginação por trás do elogio.

Mas Isidoro se superou. Era bom conhecedor de vinhos antes do AVC. E fez questão de continuar sendo, apesar da perda do olfato e do paladar. Bebia muito moderadamente, mas fazia questão de descrever as nuances de cada vinho unicamente baseado na memória. E não costumava errar.

Aproveitar a segunda chance não valorizando a doença, corrigindo erros passados, acertando o estilo de vida e mantendo o otimismo é sinal de inteligência pura. Isidoro é realmente um tipo inteligente e merece ser destacado em um capítulo só dele.

Os idosos também podem ter uma segunda chance

O AVANÇO DA IDADE ENSINA DUAS LIÇÕES DEFINITIVAS:

1. O fim está mais próximo.
2. Ele começará com um sintoma novo ou com a agudização de um antigo.

Pelo menor tempo disponível após a doença, os mais velhos necessitam estar mais preparados se dela querem realmente se recuperar. Inúmeros fatores influem nesse processo. Velhos solitários geralmente não querem uma segunda chance, pois estão cansados de resolver sozinhos o que vestir, o que comer, que remédios tomar e a que horas. Solitários são em geral despreparados para a vida, e a morte lhes convém. Velhos que vivem uma boa relação querem parar o tempo e viver indefinidamente. Estes sempre querem uma segunda chance.

Raul era um daqueles filósofos da terceira idade, com uma família numerosa, filhos e netos bem-sucedidos. Raul era um aposentado autossuficiente, mas solitário após a morte da esposa Lia. Perdera Lia mas não perdera seu humor e otimismo, todavia ganhara a solidão. Raul tinha o hábito de responder a quem perguntasse sobre sua saúde: "Estou muito bem e nem vontade de adoecer eu tenho". Era uma forma de encurtar a conversa e livrar-se de uns chatos preocupados. Depois da morte de Lia, passou a ocupar o papel que era dela há muitos anos reunindo a família todos os domingos para o almoço. Chamava de "o encontro da mentira", porque havia um código de conduta: só dar conhecimento aos demais dos sucessos e alegrias, ocultando as dificuldades. Ele brincava: "Ninguém pode ter tanta coisa boa acontecendo na vida, vocês devem estar omitindo seus problemas".

Raul fazia o mesmo. Jurara para si próprio não se tornar um peso para ninguém. "Quando um membro da família adoece, todos adoecem juntos", costumava dizer.

O emagrecimento denunciou o câncer de próstata, mas Raul conseguiu convencer a todos que a nova dieta que adotara estava funcionando. Conseguiu escamotear com habilidade sua primeira internação, anunciando que iria para um hotel-fazenda de um amigo no interior do estado. Todos admiravam sua disposição aos oitenta anos, sem saber que a ressecção da próstata era o real objetivo daqueles dias longe do circuito familiar. Mas a segunda internação e as sessões de quimioterapia foram bem mais difíceis de ocultar. Quando a família soube da doença, Raul já andava pelas últimas sessões de quimio. Imediatamente reuniram-se com ele pedindo explicações. Visivelmente constrangido, Raul pediu que não houvesse drama nem choro ou comiseração. Queria ser tratado como adulto. Porém, a neta mais velha, psicóloga, propôs uma reformulação dos hábitos da família. Todos os domingos, antes do almoço, haveria a "sessão da verdade", em que todos informariam suas dificuldades, e pediriam apoio e ajuda se necessário. "É mais saudável", disse a psicóloga. Raul respirou fundo e prometeu cumprir.

Ninguém consegue ser totalmente autossuficiente na doença. A fragilização inevitável exige apoio de parentes e amigos. Em linguagem técnica, a isso chamamos de "suporte social". Já existem inúmeros estudos comparando o resultado do tratamento de várias doenças em pacientes que dispõem ou não de suporte social. Morremos mais de infarto ou de câncer se enfrentamos a doença sozinhos. O apoio revela-se importante coadjuvante no tratamento. Em países onde os membros da família distanciam-se cada vez mais, está sendo disponibilizado apoio contratado de enfermagem que, mesmo após a alta, visitam periodicamente os pacientes em suas residências. E surpreendam-se! As complicações tardias de infarto e câncer reduzem-se significativamente.

A história de Raul tem importância na medida em que se identifica através dele um grupo de idosos solitários autossuficientes que ocultam um desejo secreto de que o que tem que acontecer aconteça logo. Fatidicamente, a vida tal qual se apresenta não interessa a ninguém, muito menos a eles mesmos. Não são candidatos fortes à segunda chance. Já os velhinhos dependentes e carentes, que reclamam atenção e carinho, são sedentos por uma segunda chance mesmo que suas doenças sejam terminais. Adorariam continuar vivendo, não importa como, mesmo sem qualidade ou prazer. Posso estar generalizando ou estereotipando apenas dois tipos de idosos, apesar de haver centenas de comportamentos diferentes nessa faixa etária. Mas me parece lógico que os dois grupos mais populosos sejam os autossuficientes e os dependentes.

Alguns autossuficientes mudam de lado ao afeiçoar-se pela sua cuidadora e então a segunda chance passa a ser uma prioridade. Há mil histórias descrevendo o fenômeno da ligação afetiva entre idosos e cuidadoras. Parece despertar neles um antigo sentimento desaparecido com a morte da esposa, vigoroso e envolvente, que os torna dispostos a enfrentar a fúria da família que vê a relação como puro oportunismo. De imediato, cálculos financeiros são executados pelos filhos, que passam a prever quanto essa relação roubará da sua herança. A história mais hilária me parece a de um velho e rico produtor rural apaixonado por uma garota que de cuidadora tornou-se companheira. Todos lhe diziam: "Essa garota só quer o seu dinheiro!". Ao que ele respondia com um olhar maroto: "E eu tenho!".

Fica evidente que, nestas condições, a segunda chance passa a ser prioridade. Portanto, se a vida vale a pena, sempre é bom ter uma segunda chance. E se não estiver valendo a pena, até meia hora antes de morrer é tempo de mudar de vida.

Velhice é doença?

A velhice é uma decorrência normal da vida que se prolonga. É um fenômeno natural apesar de não ser encarado assim por muitos que lamentam estarem velhos. O problema é que velhice se acompanha de uma sequência de pequenas doenças. Ou perder a potência sexual não é uma doença? Ou cair a produção de todos os hormônios não é um problema? E dificuldades para caminhar, para manter o equilíbrio? São todas pequenas doenças que na idade de quarenta anos seriam uma catástrofe, mas que após os setenta são fenômenos naturais. A queixa mais comum entre os idosos é a perda de memória. A primeira explicação que encontram é o início do terrível Alzheimer, mas na realidade é simplesmente o HD saturado com menos neurônios disponíveis para processamento. Após os sessenta anos, o envelhecimento de nossas células é 125 vezes mais rápido do que aos trinta. Perdemos neurônios aos milhares todos os dias. Mas isso não é Alzheimer, é memória do computador saturada. Costumo usar como exemplo para os pacientes a perda da chave. Todos nós perdemos a chave da porta de casa. O idoso que se assusta com a perda progressiva da memória, ao encontrar a chave a reconhece e fica feliz. Já o doente com Alzheimer se pergunta: "Que chave é esta?". Simplesmente não a reconhece. Essa é a diferença. Consegui acalmar muitos pacientes com este exemplo. Porém não há dúvida que a fragilidade do idoso é progressiva, e a limitação da memória é facilmente reconhecida por ele. A idade traz inúmeras mudanças irreversíveis, a começar pelos cabelos brancos e as rugas da pele, que são transformações progressivas e sutis, muitas vezes pouco reconhecidas ao espelho, mas facilmente observadas nos outros, que não vemos com frequência.

Lembro-me de uma cena inesquecível e ao mesmo tempo hilária. João, formado pela Universidade Federal de Minas Gerais, volta à sua velha Faculdade de Medicina para uma conferência, já consagrado como médico no Rio de Janeiro. Ao entrar no auditório, viu um colega de turma, o Antônio. Surpreende-se como envelheceu. Ficou até em dúvida se era, realmente, seu velho amigo Antônio. Mesmo assim o chama pelo nome. Antônio volta-se para ele, passa algum tempo o observando na tentativa de reconhecê-lo e finalmente diz: "João, como você está acabado!". A história é verdadeira e contada largamente no mundo médico. Apenas troquei os nomes. Ambos estavam velhos, mas não se reconheciam como tal.

Com o aumento da longevidade no Brasil e no mundo, a velhice passa a ser uma fase muito importante da vida, ocupando até um terço de sua extensão. Deve, portanto, ser levada muito a sério, pois a alternativa, morrer cedo, não tem nenhum atrativo. O curioso é que a longevidade no Ocidente tem aumentado à custa do tratamento de doenças com as novas tecnologias, que chegam a estender a vida em 10%. No Oriente, o fenômeno tem sido outro. A vida prolonga-se mais tempo sem doenças. Talvez porque haja melhor preparo prévio. Velhice já é uma segunda chance e deve ser planejada ao longo da vida para que realmente aconteça. O seu planejamento inclui perspectivas previdenciárias da aposentadoria, mas, ainda mais importante, prevenção das doenças preexistentes em sua família. Não confiar na genética familiar de longevidade é uma atitude inteligente. Antecipar-se prevenindo doenças pela adoção de um estilo de vida saudável poderá fazê-lo viver longamente na terceira idade, ou na melhor idade, ou, como eu prefiro chamar, simplesmente, na velhice.

Joana e seus infortúnios

JOANA NASCEU FRANZINA, respirando com dificuldades. A cada inspiração parecia investir toda a força que lhe restava. Mas Joana não desistiu. Lutou bravamente pela vida até a cirurgia que lhe corrigiu o coração malformado. Eram vasos trocados, comunicações entre um lado e outro que não deviam existir... A natureza não perdera muito tempo em organizar o seu coração. Mas a habilidade dos cirurgiões resolveu este problema. O sangue passou a circular pelos caminhos corretos e o pulmão de Joana encheu-se de sangue bom. A partir daí as dificuldades se reduziram. Joana finalmente aprendeu a sorrir. Com quatro meses de idade passou a perceber o mundo ao seu redor porque até aí concentrara toda a sua energia em respirar. Mas a natureza também perdera pouco tempo em organizar o cérebro de Joana. Havia caminhos errados também aí. E, muito cedo, as convulsões começaram a aparecer. Uma síndrome com nome estranho foi diagnosticada e mais remédios acrescentados aos que já tomava. Mas o sorriso estranhamente não desapareceu. Aliás, continuou presente pelo resto da vida, apesar dos inúmeros tratamentos a que teve que se submeter. Como adolescente, foi tranquila, quase pacífica. Na escola eram evidentes as diferenças. Suas colegas eram mais rápidas, mais espertas, mais inteligentes, mas nenhuma delas superava seu sorriso e sua simpatia. O *bullying* começou cedo mas não a abateu. Joana assumiu suas dificuldades com uma naturalidade que só os seres superiores, que já nascem psicanalisados, apresentam. Aos poucos suas colegas aprenderam a amá-la e protegê-la. Aliás, ao longo da vida, não havia quem não amasse Joana. Aos poucos tornou-se uma moça bonita, de cabelos escuros e brilhantes, mas principalmente com uma alma envolvente e carinhosa. Às vezes não conseguia acompanhar as conversas de outros adultos, mas mantinha-se calma e serena. Um dia um rapaz aproximou-se dela, propôs namoro e depois casamento. Joana foi levada por este novo território do amor conjugal sem perceber muito bem o que ele significava. Casaram-se, mudaram de cidade e meses depois Joana pediu aos seus pais para voltar para casa. Apesar de todas as suas limitações, ela entendia perfeitamente a diferença entre o certo e o errado. Os atrasos à noite do jovem marido eram errados. Suas ausências prolongadas eram erradas. Sua progressiva agressividade era errada. Joana voltou para casa ainda sem entender que havia muitas outras mulheres na vida do rapaz. Não conseguia entender por que aquilo poderia acontecer entre duas pessoas que supostamente se amavam.

Conheço Joana desde seus primeiros dias. Na realidade, fui responsável por acertar os caminhos do sangue através de seu coração. Acompanhei-a por toda a vida. Seus sofrimentos e suas alegrias. E a única conclusão que posso tirar dos infortúnios dessa menina é que devíamos ter mais Joanas por aí. Para aprendermos a ser simples, sinceros e verdadeiros. Para aprendermos a sorrir sempre e não nos abatermos diante das dificuldades. Porque o mais difícil é termos que gastar toda nossa energia no simples ato de respirar. E Joana aprendeu isso nos primeiros dias de vida.

As crianças sempre usam a segunda chance

Sempre concordei com o filósofo William Wordsworth, que dizia ser a criança o pai do homem. A criança sempre foi e sempre será melhor do que o homem adulto. Se tratando de doença, é ainda mais evidente esta diferença. Crianças não revelam instintos suicidas ao ser diagnosticada uma doença grave, nem são propensas à depressão. Enfrentam os fatos com a tranquilidade que suas mães lhes passam. Acreditam nas pessoas. Podem sofrer pela injeção ou pela dor, mas aceitam porque entendem o interesse das pessoas em curá-las. E crianças choram, o que as torna seres superiores. Somente mais tarde é que são ensinadas a não chorar. E isso é um erro. Crianças ainda não aprenderam a dissimular. Se estão bem, brincam e sorriem. Se estão mal, revelam sua tristeza.

Claro que usam todo o seu charme e inteligência para prender a atenção da mãe. A isso chamamos "manha". Crianças são manhosas na busca de atenção, mas são gratas quando a obtêm.

Ninguém aproveita melhor a segunda chance do que as crianças. Superada a dor, atenuados os sintomas, partem rapidamente para a nova vida buscando amigos e novas brincadeiras. Não ficam imaginando recidivas, não se deprimem pelo tempo que perderam no hospital, pelo seu cabelo perdido na quimioterapia. Crianças são em tudo melhores do que os adultos. Têm uma incrível capacidade de esquecer o sofrimento. Sua memória é seletiva. Esquecem a dor causada por uma cirurgia e lembram de um brinquedo da sala de jogos do hospital. O bendito cérebro infantil não registra as ocorrências de saúde antes dos três anos de idade. Como cirurgião cardiovascular, tive oportunidade de operar alguns milhares de meninos e meninas, recém-nascidos ou maiores. Com frequência alguns anos mais tarde as mães se surpreendem com uma pergunta: "Mãe, que cicatriz é esta que tenho no peito?".

O maior indicador de melhora da doença de uma criança é o sorriso. O melhor indicador de cura é a volta aos brinquedos. Crianças não ficam lamentando doenças passadas, vivem no presente, e não esperam do futuro mais problemas de saúde. Para crianças, o que passou já foi e o que vem pela frente ainda é desconhecido, por isso importa muito pouco.

Talvez este seja o melhor enfrentamento para a segunda chance: desdenhar o futuro, não procurar antecipá-lo e curtir o presente. Adultos não conseguem enfrentar doenças com essa maestria. Por isso está certo o filósofo William Wordsworth. Crianças são realmente os pais do homem. Da criança primitiva é gerado um adulto cheio de conhecimento com profundas transformações físicas e psíquicas, mas certamente sem algumas das qualidades inatas da criança. Este adulto que aprendeu a não chorar, aprendeu também a lamentar-se, a deprimir-se, a sofrer por antecipação. E, o que é pior, pode aprender a maldade, a agressão, a não pedir perdão e não a perdoar. As experiências adultas podem tornar os seres humanos perversos, muito longe do que foram na infância.

Definitivamente, crianças são melhores do que os adultos que delas são gerados. Talvez por isso as crianças sempre estão preparadas para uma segunda chance após tratada a doença. Adultos nem sempre estão.

Sobre o autor

Nascido em Farroupilha, RS, em 1947, dr. Fernando Lucchese preparou-se desde cedo para a carreira diplomática, dedicando-se ao aprendizado de cinco idiomas, estimulado pela forte influência que exerceu sobre ele sua passagem pelo seminário na adolescência.

Sua carreira diplomática foi abandonada instantaneamente quando, no cursinho pré-vestibular para o Instituto Rio Branco (Escola de Diplomatas), teve uma aula sobre circulação extracorpórea apresentada durante a disciplina de biologia. Lucchese deslumbrou-se com o que lhe pareceu, no início, pura ficção científica e decidiu ser cirurgião cardiovascular.

Entrou para a Faculdade de Medicina da Universidade Federal do Rio Grande do Sul, graduando-se em

1970, com 22 anos de idade. Depois de graduado, fez sua formação como cirurgião cardiovascular no Instituto de Cardiologia do Rio Grande do Sul e na Universidade do Alabama, em Birmingham, Estados Unidos. De volta ao Brasil, dedicou-se à atividade de cirurgião cardiovascular e foi chefe da Unidade de Pesquisa do Instituto de Cardiologia, chegando à direção do Instituto. Assumiu também a presidência da Fundação de Amparo à Pesquisa do Estado do Rio Grande do Sul (FAPERGS).

Diretor da Santa Casa de Misericórdia, é, desde 1988, diretor do Hospital São Francisco de Cardiologia, onde inaugurou o Instituto Brugada, que está se tornando o maior centro de arritmias da América Latina, tendo assumido também a direção do Hospital Pediátrico Santo Antônio. Juntamente à equipe do Instituto de Cardiologia, e posteriormente com sua própria equipe no Hospital São Francisco, Lucchese reúne uma experiência de mais de 30 mil cirurgias cardíacas e 115 transplantes do coração.

É membro de várias sociedades médicas e academias de medicina do Brasil, Estados Unidos e Europa, autor de mais de 300 trabalhos científicos publicados no Brasil e no exterior e palestrante reconhecido tanto para o público médico quanto leigo, com mais de mil apresentações. É também idealizador e diretor da Casa de Apoio Madre Ana, que abriga familiares e pacientes de todo o Brasil que buscam tratamento na Santa Casa de

Porto Alegre. Em 2018, recebeu o prêmio da Academia Sul-Rio-Grandense de Medicina, importante distinção oferecida pela Academia aos profissionais que marcaram a medicina do Estado.

Lucchese iniciou-se no mundo editorial pela tradução de dois livros ingleses de medicina, passando à publicação de três livros de medicina que atingiram tiragem recorde, um deles publicado em inglês. Movido pelo desejo de contribuir com a prevenção de doenças, publicou dezessete livros para o público em geral. Ao todo foram mais de dois milhões de exemplares vendidos.

Livros do autor publicados pela L&PM Editores:

Pílulas para viver melhor
Pílulas para prolongar a juventude
Comer bem, sem culpa (com Anonymus Gourmet e Iotti)
Desembarcando o diabetes
Boa viagem!
Desembarcando o sedentarismo (com Claudio Nogueira de Castro)
Desembarcando a hipertensão
Desembarcando o colesterol (com sua filha, Fernanda Lucchese)
Desembarcando a tristeza
Dieta mediterrânea (com Anonymus Gourmet)
Fatos e mitos sobre sua saúde
Mais fatos e mitos sobre sua saúde
Fatos e mitos sobre sua alimentação
Confissões e conversões (romance)
Desembarcando o Alzheimer (com a Dra. Ana Hartmann)
Não sou feliz: por quê?
Coração: modo de usar

Pela Editora AGE, publicou (com Paulo Ledur) *Comunicação médico-paciente: um acordo de cooperação*

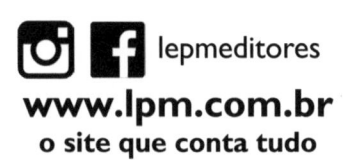

lepmeditores
www.lpm.com.br
o site que conta tudo

IMPRESSÃO:

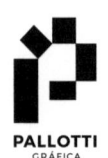

PALLOTTI
GRÁFICA

Santa Maria - RS | Fone: (55) 3220.4500
www.graficapallotti.com.br